배부른 영양 결핍자

과잉과 결핍 사이
몸 지키는
영양의 비밀

노윤정 지음

배부른 영양 결핍자

머스트
리드북

약에 파묻혀 사는 당신이 놓치고 있는 것들

2009년. 약사 면허를 따고 그 해 가을부터 약국에서 일하기 시작했습니다. 첫 번째 약국은 내 분비내과 전공 원장님이 혈압과 당뇨, 갑상샘 질환을 전문으로 진료하는 병원 인근에 있었어요. 만성 질환으로 오랜 기간 약을 복용하는 성인 환자들을 정말 많이 만났죠. 두 번째 약국은 가정의학과 전공 원장님이 운영하는 병원 근처에 있었어요. 가정의학과의 특성상 어린아이부터 백발 어르신까지 다양한 연령대의 환자들이 찾아왔고, 덕분에 소아 장염부터 고혈압, 대상포진까지 다양한 질환을 두루 접했죠. 세 번째는 안과부터 피부과, 성형외과, 치과 등 다양한 진료과의 처방전을 조제하는 약국으로 제가 직접 운영했어요.

약을 지어주고 복약 지도를 하며 경험과 실력이 늘어가는 만큼 고민도 깊어졌어요. 바로 복용해야 하는 약이 늘어나는 환자는 많은데 줄어드는 환자는 거의 찾아보기 힘들다는 점이었어요. 이 고민은 제 직업을 어떻게 정의할 것인가에 대한 고민으로 이어졌어요. '약사로서 나는 환자가 약을 정해진 용법대로 복용해 병이 나을 수 있도록 돕는 데 만족할 것인가? 아니면 환자가 궁극적으로 복약을 중단하고 스스로 건강을 지킬 수 있도록 힘을 보탤 것인가?

· · ·

물론 모든 환자가 복약을 중단할 순 없어요. 실제로 생활 습관 관리만으로 치료되지 않는 질환도 많고, 재발을 막기 위해 약을 사용해야 하는 경우도 있어요. 하지만 최근 감염성 질환을 제외한 거의 모든 병이 일상생활의 영향을 받는 생활습관병으로 분류되는 현실에서 온전히 약에만 의존하는 것도 옳지 않아요. 약을 복용하더라도 상태가 더 나빠지지 않도록 건강한 식습관과 생활 습관에 관심을 가져야 합니다. 우리는 오늘보다 내일 더 늙을 것이고, 노화는 생리적 기능을 약화해 질환 관리를 어렵게 하니까요. 노화에 스트레스와 나쁜 식습관, 생활 습관까지 더해진다면 갈수록 약이 늘어나는 건 당연한 수순이겠죠.

그래서 고민의 방향을 바꿔보았어요. '환자들의 스트레스와 식습관, 생활 습관까지 내가 관리하긴 어렵지만, 적어도 내가 환자들이 약과 질환을 바라보고 이해하는 방식을 바꾸는 데 도움이 될 수 있진 않을까?' 그렇게 마음을 다잡고 건강기능식품을 포함하여 영양 보충제와 음식을 공부하고, 제 직업 옆에 '잔소리꾼'이라는 별칭을 하나 추가했습니다. 건강기능식품 회사에 들어가 전 세계 영양 보충제 원료와 제품 개발 과정을 경험했고, 영업사원과 영양사, 약사를 교육하며 영양 보충제로 건강관리하는 방법을 다방면으로 알리기 위해 노력했어요.

음식에 대해 본격적으로 관심을 가진 건 올해 초예요. 식이지도사 자격증도 취득하고 항암요리연구소에서 운영하는 파이토쿠킹 클래스도 수강하며 조금씩 시야를 넓혀 나가고 있어요. 이렇게 약사로서 오랫동안 고민해온 주제를 한 번쯤 정리하고 싶었어요. 바로 약, 영양 보충제, 그리고 음식을 똑똑하게 활용하는 방법이에요.

· · ·

우리는 좋은 식습관을 갖고, 적절한 신체 활동을 하고, 숙면을 취하며 스트레스를 받지 않아야 건강하다는 사실을 잘 알고 있습니다. 하지만 현실은 여러 가지 상황과 많은 사람이 우리를 힘들게 해요. 나이 들면서 약해지는 신체 기능 또한 우리를 괴롭히는 요인 중 하나죠. 그 결과 두통, 소화 불량, 속쓰림 등 가벼운 불편 증상부터 고혈압, 당뇨, 고콜레스테롤혈증, 퇴행성

배부른 영양 결핍자

관절염 등 각종 만성 질환에 시달리게 돼요.

'약'은 이런 증상들을 치유해 우리 몸이 가장 빠르게 정상 기능을 회복하도록 도와줍니다. 아픈 곳을 치료하지 않고 방치하면 상태가 악화하거나 회복이 느려져 이차적 문제가 발생할 수 있어요. 이런 일을 방지하는 데도 약이 필요하죠. 약의 역할은 딱 여기까지예요. 예를 들어 소화 불량과 같은 급성 질환은 약을 먹고 증상이 회복돼도 나쁜 식습관이 이어지면 재발 주기가 짧아져요. 만성 질환은 단 한 가지라도 생활 습관을 바꾸지 않는다면 현 상태에 맞춰 처방된 약의 효능 효과가 언젠가 한계를 드러내요. 대표적으로 당뇨는 약을 잘 먹는다고 치료되지 않아요. 이럴 때 사람들이 두 번째 선택지로 찾는 게 바로 영양 보충제예요.

영양 보충제는 크게 비타민과 미네랄 등의 영양소와 건강 증진에 도움을 주는 물질로 나뉩니다. 영양소는 일반 식사에서 얻지만, 후자에 속하는 오메가3, 프로바이오틱스, 루테인 등은 식사에서 충분히 얻지 못하거나 또는 얻기 어려워요.

비타민과 미네랄 등 영양소는 다이어트나 편식 등으로 절대적 영양소 섭취량이 부족하거나 스트레스나 피로, 병후 회복 등으로 영양소 소모량이 증가할 때 활용하면 좋습니다. 예를 들어 구내염이 자주 재발하는 사람이 비타민B_2와 비타민B_6를 먹으면 발병 횟수가 줄어들어요. 근육 경련이나 뭉침이 심할 때 마그네슘을 먹으면 증상이 호전되기도 해요. 이런 모든 상황은 특정 영양소 결핍이 원인일 때 해당하는 얘기예요. 반대로 말하면 영양소를 보충했는데도 불편 증상이 나아지지 않으면 생활 습관을 점검해야 한다는 뜻이에요.

· · ·

오메가3나 프로바이오틱스와 같은 건강에 도움 되는 기능성 성분은 어떨까요? 이 성분들은 대개 영양 보충제로 먹으면 사람이 가진 회복 능력을 강화해 건강 증진을 도와요. 적정 시점에 잘 먹거나 꾸준히 먹는다면 건강에 도움이 될 수 있어요. 하지만 나쁜 생활 습관이 계속된다면 효과를 볼 수 없죠. 영양 보충제에 한계가 있다고 느낄 때 사람들이 또 관심을 갖는 게 바로 몸에 좋은 음식이에요.

하지만 현실은 좋은 음식을 챙겨 먹을 결심을 하자마자 벽에 부딪혀요. 우선 무엇을 어떻게 먹어야 할지 알 수 없어요. 다음으로 자신의 오래된 입맛을 바꾸는 게 너무 어려워요. 이런저런 걱정 때문에 망설이면서 더 손쉬운 방법은 없는지 주변을 탐색하다 결국 변화에 실패하게 돼요.

저는 이 책이 이런 실패의 과정을 겪는 분들에게 조금이나마 도움이 됐으면 합니다. 건강 증진과 질환 관리와 관련해 모두의 해결책이 같을 순 없어요. 그렇다고 음식이 모든 문제를 해결하는 것도 아니예요. 하지만 나쁜 음식을 먹지 않도록 노력하는 건 매우 중요합니다. 다이어트를 할 때도 다이어트에 좋은 음식을 찾기보다 나쁜 음식을 끊는 게 먼저예요. 건강을 지키고 질환을 치료하는 데 있어 약과 영양 보충제, 그리고 음식은 서로의 중요도를 비교하기보다 3인4각 경기처럼 호흡을 맞춰야 하는 동료가 아닐까 싶습니다.

지난 5월, 항암치료연구소 원장님의 쿠킹 클래스 강의를 들으면서 이런 생각이 들었어요. '내가 일하면서 매일 이렇게 장 보고 신선한 채소로 요리하는 게 과연 가능할까?' 그 순간 원장님이 마치 제 마음을 들여다본 것처럼 이렇게 얘기하더군요. "적어도 이 수업을 듣고 여러분의 장바구니가 조금이라도 바뀐다면 그게 변화의 시작이 아니겠어요?"

이 책이 각종 약을 달고 사는 분들에게 자신이 놓치고 있는 게 뭔지 점검하는 계기가 됐으면 해요. 평소 건강 고민을 찾아 책장을 넘기다 보면 건강 관리를 위해 약, 영양 보충제, 그리고 음식 중 무엇을 선택할지 조금 감이 잡힐 수 있어요. 현대인의 건강 문제는 잘못된 식습관으로 열량은 넘쳐나지만 영양은 무너진 상황이 원인인 경우가 많아요. 모쪼록 이 책에서 '배부른 영양 결핍자'에서 탈출하는 방법을 찾게 되길 바라요.

3장 어린이 건강 – 성장의 결과를 바꾸는 영양 충전의 비밀

4장 노년층 건강 – 질병을 이기고 활력을 채우는 노쇠 관리법

일러두기

이 책에서 영양소 섭취량은 보건복지부에서 제시한 〈2020년 한국인 영양소 섭취 기준〉에 따라 표기했습니다. 〈한국인 영양소 섭취 기준〉은 개인의 건강 증진과 만성 질환 예방을 위해 필요한 에너지와 영양소의 적정 섭취량으로서 평균필요량, 권장섭취량, 충분섭취량, 상한섭취량, 그리고 만성질환위험감소량으로 구성되어 있어요.

▷ <u>평균필요량</u>: 건강한 사람들의 1일 영양소 필요량의 중앙값에서 산출한 섭취량이에요. 영양소 필요량은 섭취량에 민감하게 반응하는 기능적 지표와 명확한 영양 상태 평가 기준이 있을 때 추정할 수 있어요.

▷ <u>권장섭취량</u>: 인구 집단의 97~98%에 해당하는 사람들의 영양소 필요량을 충족시키는 섭취량이에요. 기본적으로 건강한 사람들을 대상으로 하며, 평균필요량을 활용해 산출해요.

▷ <u>충분섭취량</u>: 평균필요량을 추정하기 위한 과학적 근거가 부족할 때 설정하는 섭취량이에요. 실험이나 관찰 연구에서 확인된 건강한 사람들의 영양소 섭취량의 중앙값을 기준으로 산출해요. 권장섭취량처럼 대상 집단의 영양소 필요량을 어느 정도 충족시키는지 확실하지 않아요.

▶▷ 상한섭취량: 인체에 유해한 영향이 나타나지 않는 최대 영양소 섭취량이에요. 과량 섭취하면 유해한 영향이 나타날 수 있다는 과학적 근거가 있을 때 설정해요.

▶▷ 만성질환위험감소섭취량: 건강한 인구 집단에서 만성 질환 위험을 감소시킬 수 있는 영양소의 최저 섭취량이에요. 특정 영양소를 이 기준치보다 적게 섭취하면 만성 질환 위험을 감소시킬 수 있어요. 영양소 섭취와 만성 질환의 연관성이 확인된 영양소만 설정되며 현재 나트륨이 유일해요.

여기서는 주로 권장섭취량과 상한섭취량을 다룹니다. 마그네슘과 엽산, 니아신을 제외한 모든 영양소의 상한섭취량은 음식과 영양 보충제를 통해 얻는 영양소의 총량을 의미해요. 대개 영양 보충제는 상한섭취량 이하로 섭취하는 걸 권해요. 과다 섭취하면 부정적 영향을 줄 수 있다고 알려진 비타민A, 비타민D, 칼슘 등은 영양 보충제의 경우 상한섭취량보다 적게 먹는 게 안전합니다.

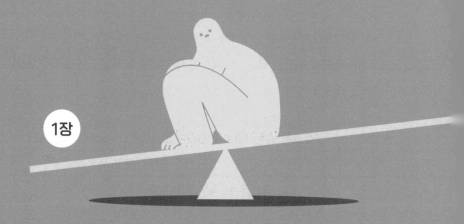

1장

여성 건강

내 몸이 더 슬퍼지기 전에 챙겨야 할 것들

다이어트

Diet

#체중 조절용 조제 식품

살면서 다이어트를 한 번도 시도하지 않은 사람이 과연 몇이나 될까요? 먹을 것이 넘쳐나는 풍요의 시대를 살아가는 현대인에게 다이어트는 평생 숙제라 할 수 있어요. 하지만 무작정 굶거나 몸에 맞지 않는 방법을 고수한다면 건강에 무리가 올 수 있습니다. 무리한 다이어트가 가져오는 부작용에는 무엇이 있을까요?

다이어트를 하면 기본적으로 평소보다 식사량을 줄이게 됩니다. 그로 인해 음식을 통해 얻을 수 있는 비타민과 미네랄 섭취량이 감소하면서 건강에 여러 가지 문제가 생길 수 있어요. 예를 들어 비타민B_2(리보플래빈)와 비타민B_6(피리독신)가 부족하면 구내염, 설염, 구각염* 등이 생겨요. 철분이 부족하면 피로, 가슴 두근거림, 두통 등이 나타나요. 비타민A가 부족하면 눈 점막 기능이 떨어져 안구가 건조해지거나 감염 위험이 커져요. 이런 증상을 피하고 건강하게 다이어트를 하려면 비타민, 미네랄과 함께 단백질이 강화된 '체중 조절용 조제 식품'을 활용하는 게 좋습니다.

단백질 셰이크와는 다른 특수 영양 식품

체중 조절용 조제 식품은 일반적인 단백질 셰이크와는 달라요. 특수 영양 식품의 하나로서 체중 감소 또는 증가가 필요한 사람을 위해 한 끼 식사에 필요한 영양 성분을 조합하여 만든 식품이에요. 1회 섭취량을 기준으로 비타민A·B_1·B_2·B_3·B_6·B_9·C·E는 영양 성분 기준치의 25% 이상, 단백질·칼슘·철·아연은 영양 성분 기준치의 10% 이상 들어있어요. 비타민, 미네랄, 단백질을 한 번에 먹을 수 있는 반면 한 끼에 200kcal 이상에서 400kcal 이하로 열량이 낮아 다이어트를 할 때 대체식으로 활용하기 좋아요.

이런 식품은 제품 라벨의 식품 유형란에 '체중 조절용 조제 식품'이라 표시돼 있어요. 체중 조절용 조제 식품과 함께 영양 보충제를 먹는다면 라벨에 표시된 영양 성분 함량을 꼭 살펴봐야 합니다. 제품마다 함유된 비타민과 미네랄 함량이 다르고,

---

* 입꼬리가 빨갛게 헐고 갈라져 부스럼이 나는 증상을 말합니다. 주로 세균 감염이나 비타민B 결핍으로 발생하고 어린이에게 많이 생겨요.

체중 조절용 조제 식품 영양 성분 함량 예시

총내용량(50g)	함량	1일 영양 성분 기준치 대비 비율
나트륨	206mg	10%
탄수화물	26g	8%
당류	4g	4%
식이섬유	5g	20%
지방	1.6g	3%
트랜스지방	0g	–
포화지방	1.5g	10%
콜레스테롤	17mg	6%
단백질	18g	33%
비타민A	191ug RE	27%
비타민B_1	0.4mg	33%
비타민B_2	0.4mg	29%
비타민B_3	6.8mgNE	45%
비타민B_6	2.1ug	140%
비타민B_9	101mg	25%
비타민C	25mg	25%
비타민E	8.5mg	77%
칼슘	201mg	29%
철분	1.6mg	13%
아연	2mg	24%

배부른 영양 결핍자

간혹 고함량 비타민과 미네랄이 포함된 제품도 있어 별도의 영양 보충제가 필요하지 않을 수 있기 때문이에요.

칼슘의 체지방 분해는 이론적 설명에 불과

칼슘을 섭취하면 다이어트에 도움 된다고 알려져 있는데 이는 과학적 근거가 부족한 얘기입니다. 다이어트를 하면서 뼈 건강 관리 목적으로 칼슘을 섭취할 수 있지만, 온전히 다이어트 목적으로 칼슘 보충제 섭취를 권하진 않아요.

칼슘이 체지방에 미치는 영향과 관련해 두 가지 이론이 있어요. 하나는, 식이 칼슘 섭취량이 부족하면 지방의 합성이 촉진되고 분해가 억제된다는 이론이에요. 다른 하나는, 칼슘 영양 보충제를 먹으면 지방 배출량이 늘어나 체지방이 줄어든다는 이론이에요. 몸속에서 흡수되지 않은 칼슘이 지방과 복합체를 형성해 대변으로 배출되면서 에너지 손실이 발생한다는 거죠.

두 가지 모두 이론적 설명에 불과하고 실제 효과가 있는지 입증되지 않았어요. 당연히 인체적용시험에서도 긍정적 결과를 얻지 못했고요. 다만 〈2020년 국민건강영양조사〉에 의하면 한국인은 칼슘 섭취량이 부족하다는 점, 30대 이후 골밀도가 감소한다는 점, 다이어트로 식사량이 줄어들면 덩달아 칼슘 섭취량도 줄어든다는 점에서 건강한 다이어트를 위해 유제품 또는 칼슘 영양 보충제를 섭취하는 게 좋습니다.

건강기능식품이나 일반의약품 영양 보충제에 표시된 영양 성분 함량은 1일 영양 성분 기준치를 어느 정도 충족시키는지를 나타내요. 1일 영양 성분 기준치는 식품의약품안전처(이하 '식약처')가 〈한국인 영양소 섭취 기준〉과 식생활 조사 등을 토대로 건강한 사람이 하루 동안 식사로 취해야 하는 평균적인 영양 성분과 섭취량을 제시한 기준이에요. 비타민과 미네랄, 단백질 등 40종의 영양소만 제시하며, 오메가3나 루테인 등의 기능성 성분은 따로 명시하지 않아요.

1일 영양 성분 기준치는 건강한 사람이 생리적 기능을 유지하는 데 요구되는 영양소 필요량인 '권장섭취량'과 비슷해요. 대개 영양 보충제는 영양소 소모량이 증가하는 병후 회복기나 피로가 쌓일 때 영양소 결핍 또는 부족 문제를 해결하기 위해 먹는데요. 〈한국인 영양소 섭취 기준〉에서 제시한 상한섭취량 이하로 먹는다면 대체로 안전하다고 판단해요.

〈한국인 영양소 섭취 기준〉의 상한섭취량은 인체에 유해한 영향이 나타나지 않는 최대 영양소 섭취량을 의미해요. 특정한 영양소를 과량 섭취하면 건강에 문제가 생길 수 있다는 과학적 근거가 있을 때 설정하는 섭취 기준이죠. 상한섭취량의 설정 근거는 영양소마다 달라요. 예를 들어 마그네슘은 설사나 묽은 변 등 위장 장애, 비타민 A는 간 독성 발생 가능성을 기준으로 상한섭취량을 설정해요.

상한섭취량이 없는 영양소는 대개 과량 섭취해도 안전합니다. 그러나 최근 비타민B군을 중심으로 졸음과 여드름 등 섭취 부작용이 보고됐어요. 두 가지 증상 모두 심각한 이상 반응이 아니고, 인체적용시험으로 입증되지 않아 상한섭취량 설정에는 반영되지 않았어요. 다만 고함량 비타민을 먹는 사람들이 늘면서 다양한 이상 반응이 보고되고 있는 만큼, 상한섭취량이 없는 영양 보충제라도 불편 증상이 있다면 섭취량을 낮추는 게 좋아요.

상한섭취량보다 낮은 함량을 먹는 게 좋은 영양소도 있어요. 영양 보충제로 고함량을 섭취하면 심혈관 질환 발병 위험이 있는 칼슘, 과량 섭취하면 몸에 축적되는 비타민A와 비타민D는 상한섭취량의 50% 내외로 먹는 게 안전합니다.

변비

Constipation

#식이섬유
#프리바이오틱스

다이어트를 하는 사람들이 가장 불편해하는 부작용은 변비예요. 체중 감소를 위해 식사량을 줄이다 보니 자연스럽게 나타나는 현상이죠. 먹는 양이 적으면 배설하는 양이 줄면서 변비가 더 심해질 수 있습니다.

변비가 얼마나 삶을 힘들게 하는지 겪어본 사람은 알 거예요. 변비의 원인은 저마다 달라요. 명확한 질환과 연관된 게 아니라면 90% 이상은 생활 습관이나 식습관이 큰 영향을 줘요. 규칙적인 식사와 배변 습관은 변비 관리에서 무엇보다 중요해요. 특히 식이섬유는 우리 몸에서 소화되지 않고 장까지 도달해 변비 해소에 도움을 줍니다. 평소 식사에서 식이섬유 섭취량을 늘리기 어렵다면 배변 활동 개선 기능성이 인정된 난소화성말토덱스트린이나 차전자피 등의 식이섬유가 함유된 영양 보충제를 먹는 것도 좋아요.

수용성 식이섬유가 중성지방을 흡착해 대변으로 배출

식이섬유는 크게 불용성 식이섬유와 수용성 식이섬유로 나뉘어요. 물에 녹지 않는 불용성 식이섬유는 수분을 흡수해 대변의 부피를 늘리고, 장운동을 촉진해 배변 활동을 돕습니다. 곡류, 견과류, 과일 껍질, 채소 줄기 등에 풍부해요. 대표적 식품으로는 현미·보리·귀리·콩·팥 등이 있고, 채소류에는 양배추·상추·고사리·양파·치커리·우엉·표고버섯 등에 많아요. 변비 관리를 위해 흰쌀밥 대신 잡곡밥을 먹는 사례는 주변에서 흔히 볼 수 있어요.

물에 녹는 수용성 식이섬유는 장내 유익균을 늘려 배변 활동을 돕고, 소화기관 내에서 영양소나 물질 흡수를 조절합니다. 과일의 과육이나 해조류에 풍부하며 주로 영양 보충제로 활용돼요. 대표적 식품으로는 사과, 바나나, 감귤류를 포함해 한천, 미역, 다시마, 차전자피, 오트밀 등이 있어요.

수용성 식이섬유는 물과 결합해 소화기관에서 젤리처럼 부드럽고 끈적거리는 형태로 변해요. 위에서 십이지장으로 음식물이 이동하는 속도를 늦추고 당의 흡수를 더디게 해, 가파른 식후 혈당 상승을 억제하고 인슐린 분비를 조절해요. 담즙 재흡수를 억제해 혈중 콜레스테롤 수치를 개선하기도 하죠. 담즙이 재흡수되지 않고 대변으로 배출되면 새로운 담즙 생성을 위해 콜레스테롤이 활용되면서 혈중 콜레스테롤 수치가 낮아져요. 중성지방도 흡착해 대변으로 내보냄으로써 혈중 중성지질 개선에도 도움을 줍니다.

수분 섭취량 늘리는 게 힘들다면 프리바이오틱스 섭취

수용성 식이섬유의 하나인 난소화성말토덱스트린은 옥수수에서 추출한 기능성 성분으로서 하루 4.2g 이상 섭취하면 식후 혈당 상승이 억제되고 배변 활동이 개선돼요. 혈중 중성지방까지 관리하고 싶다면 하루 5g 이상 섭취해야 해요. 질경이 씨앗 껍질인 차전자피도 하루 3.9g 이상 섭취하면 배변 활동이 개선되고, 하루 5.5g 이상 섭취하면 혈중 콜레스테롤이 저하돼요.

난소화성말토덱스트린과 차전자피는 반드시 충분한 물과 함께 먹어야 효과를 볼 수 있습니다. 두 성분이 강화된 액상 형태의 발효유를 먹는다면 식이섬유와 수분을 함께 섭취하는 것이므로 평소 수분 섭취량을 유지해도 괜찮아요. 발효유에는 식이섬유 외에도 칼슘이 들어있어 뼈 건강과 장 건강을 함께 챙길 수 있어요. 평소 수분 섭취량을 늘리는 게 힘들다면 프리바이오틱스를 섭취하는 것도 좋아요. 유산균 활동을 돕는 프리바이오틱스는 장내 유익균을 증가시켜 배변 활동을 촉진해요. 특히 프리바이오틱스 성분인 자일로올리고당과 프락토올리고당은 소장보다 대장에서 더 많이 비피두스균의 먹이로 활용되는 특징이 있어요.

난소화성말토덱스트린이 함유된 액상 발효유 제품 영양 정보 표시 예시

영양 정보	총내용량 150ml 145kcal
150ml당	1일 영양 성분 기준치 대비 비율
나트륨 100mg	5%
탄수화물 29g	9%
식이섬유 7.5g	30%
당류 14g	14%
지방 2.0g	4%
트랜스지방 0g	
포화지방 1.3g	9%
콜레스테롤 10mg	3%
단백질 6g	11%
칼슘 180mg	26%

1일 영양 성분 기준치 대비 함유 비율(%)은 2,000kcal 기준이므로
개인의 필요 열량에 따라 다를 수 있습니다

비피두스균은 장의 연동운동을 촉진해 배변 횟수를 늘리고 배변 시간을 앞당겨요. 장내에 머무는 시간이 줄어들면 흡수되는 수분의 양도 감소해 대변이 덜 딱딱해져요. 비피두스균은 초산과 젖산을 생성해 장내 환경을 유해균이 싫어하는 산성으로 바꿔 기타 유익균을 늘리고 유해균을 억제하는 효과도 있어요. 식이섬유나 프리바이오틱스를 너무 많이 먹으면 장에 가스가

차거나 트림, 복통, 복부 팽만감 등이 생길 수 있어요. 이럴 때는
섭취량을 낮춰야 해요.

약국 변비약 안전하게 활용하는 법

약국에서 판매하는 변비약은 주로 장 점막을 직접 자극해 배변 활동을 촉진하는 '자극성 하제'와 딱딱한 대변을 부드럽게 만들어 배출을 돕는 '대변 연화제'가 섞여 있어요. 복용 후 대략 8시간이 지나야 효과가 나타나므로 대부분 밤에 잠들기 전에 먹고 아침에 화장실에 가는 식으로 활용하죠.

자극성 하제와 대변 연화제가 섞인 변비약은 정해진 용법과 용량대로 복용하면 안전해요. 하지만 장기간 먹다 보면 빠르게 효과를 얻고 싶어 약의 용량을 늘리는 경우가 많아요. 그러다 보면 배변 습관이 나빠지고 약의 용량을 계속 늘리는 악순환에 빠질 수 있습니다.

장기간 먹는 변비약이라면 대변 배출을 돕는 삼투성 하제나 대변의 부피를 늘려 장의 연동운동을 증가시키는 팽창성 하제를 권장해요. 일부 삼투성 하제나 팽창성 하제는 보험 적용도 가능하니 상태가 심각하면 병원을 방문하는 게 좋습니다.

피부 노화
Skin Aging

#콜라겐
#비타민C

나이 들수록 피부가 건조해지고 탄력이 떨어지며 잔주름이 생기기 마련입니다. 계절이 바뀔 때마다 피부가 확확 나빠지는 게 느껴지고 이대로는 안 되겠다는 생각이 절로 들죠. 아마 누구나 한 번쯤 경험해봤을 거예요. 이런 증상이 나타나는 대표적 원인 중 하나가 피부 속의 콜라겐 감소예요.

콜라겐은 세포와 세포를 연결하는 단백질의 하나로서 피부 탄력과 보습에 중요한 역할을 합니다. 피부 표피 아래 분포한 진피의 주성분으로서 머리카락과 피부를 윤기 나게 하고 손발톱을 튼튼하게 해주죠. 나이 들면 피부 건강에도 적신호가 켜집니다. 특히 콜라겐 합성을 자극하는 세포 수는 줄어드는 반면 분해를 촉진하는 효소 작용은 활발해져 자연스레 콜라겐의 양이 감소하죠. 영양 보충제 등으로 콜라겐을 섭취하면 합성 작용이 활발해져 피부 수분량은 늘고 바깥 각질층인 경피 수분 손실량은 줄어 보습 효과가 커질 수 있어요.

콜라겐은 피부 결합 조직의 주성분

콜라겐 보충제는 피부 건강과 관련해 두 가지 기능을 합니다. 하나는 자외선으로부터 피부 손상을 막아주고, 다른 하나는 촉촉하고 부드럽게 피부의 습기를 보존해줘요. 식약처에서 콜라겐 보충제가 건강기능식품으로 기능성을 인정받으려면 인체적용시험*에서 효과가 입증돼야 해요. 첫 번째 기능성을 인정받으려면 피부 주름이나 탄력 개선 면에서 긍정적 효과가 나타나야 해요. 두 번째 기능성은 피부 수분량, 경피 수분 손실량, 피부 탄력 등 다섯 가지 항목 중 일부에서 유의미한 변화를 보여야 하고요. 두 가지 기능성이 모두 표시된 보충제라면 일단 피부 탄력이나 보습, 주름 개선 등의 기능성이 입증됐다고 볼 수 있습니다.

하지만 시중에서 판매되는 콜라겐은 기능성이 인정된 건강

---

* 건강기능식품 원료의 안전성과 유효성을 증명하기 위해 사람을 대상으로 실시하는 임상 연구를 말해요. 영어로는 사람을 대상으로 이뤄지는 연구를 모두 'Clinical Study'로 표시하지만, 국내에서는 일반의약품과 건강기능식품을 구분하기 위해 용어를 다르게 씁니다. 일반의약품의 경우 '임상시험'이라 표시해요.

기능식품보다 일반식품이 훨씬 많아요. 그럼 일반식품 콜라겐은 전혀 효과가 없을까요? 그렇진 않습니다. 콜라겐은 체내에 들어가면 콜라겐 합성 원료로 쓰이거나, 콜라겐 합성을 자극하는 작용을 합니다. 콜라겐은 피부 결합 조직의 주성분이므로 일반식품 콜라겐을 먹어도 피부 건강을 회복하는 데 도움 될 수 있어요.

다만 일반식품 콜라겐은 인체적용시험을 거치지 않은 원료가 많아 제품을 설계할 때 제조회사에서 임의로 함량을 조절하기도 합니다. 그런 제품은 유효 함량과 섭취 기간이 인체적용시험으로 검증되지 않아 원하는 효과를 얻지 못할 수 있어요. 반면 건강기능식품 콜라겐은 유효 함량과 섭취 기간이 인체적용시험으로 검증돼 원하는 효과를 얻을 수 있어요. 이런 제품은 개별인정 원료로 기능성을 허가받는 데 시간과 비용이 든 만큼 일반식품보다 비싸죠(개별인정 원료와 고시형 원료에 대한 자세한 내용은 '산후 비만'을 참고하세요).

관절 건강 콜라겐과 피부 건강 콜라겐은 상이

피부 건강을 위해서는 콜라겐과 함께 비타민C를 먹는 게 좋습니다. 비타민C는 항산화 물질로서 활성산소를 안정화시켜 콜라겐 분해를 억제하는 작용을 해요. 활성산소는 우리 몸의 대사 과정에서 자연스럽게 생겨나는 물질로서 매우 불안정하고 높은 에너지를 갖고 있어요. 신체의 다른 분자들과 만나 쉽게 산화 반응을 일으킬 수 있으며, 이로 인해 세포와 조직, DNA가 손상을 입게 돼요.

적정한 양의 활성산소는 손상된 세포를 제거하는 면역 세포 활동에 필요하지만, 과도한 양의 활성산소는 세포 노화를 촉진하고 질병을 일으킬 수 있어요. 특히 자외선 자극은 활성산소 생성을 촉진해 콜라겐 분해 속도를 높이죠. 이런 활성산소를 안정화하는 항산화 물질은 매우 다양해요. 피부 건강을 챙기려면 콜라겐 분해를 막고 합성을 돕는 비타민C를 함께 섭취하는 게 좋습니다.

콜라겐은 관절 통증을 개선하는 효과도 있어요. 연골의 구성 물질인 콜라겐은 연골의 물리적 강도 유지를 도와 관절이 부드럽게 움직이게 해줘요. 하지만 피부의 콜라겐은 주로 1형과 3형 콜라겐이고 관절의 콜라겐은 2형 콜라겐으로서 특성이 달라요. 인체적용시험을 통해 피부 건강 기능성과 관절 건강 기능성이 모두 검증되지 않은 이상, 피부 건강 기능성 콜라겐을 먹는다고 관절 건강이 개선되진 않아요. 콜라겐으로 피부와 관절을 모두 챙기고 싶다면 두 가지 기능성이 모두 표시된 제품을 선택하는 게 좋습니다.

햇빛 화상
Sunburn

#구아야줄렌
#콜라겐

자외선 화상, 햇빛 화상, 일광 화상. 부르는 용어는 다양하지만, 모두 쨍쨍 내리쬐는 햇빛에 피부가 손상된 상태를 의미합니다. '그래 봐야 햇빛이지…'라고 만만하게 생각하다가는 큰코다쳐요. 인터넷에 '햇빛 화상'으로 검색하면 만만한 햇빛 때문에 고생한 사람들의 이야기를 쉽게 접할 수 있어요. 잠시 잠깐의 귀찮음 때문에 돈과 시간을 낭비하고 싶지 않다면 햇빛으로부터 소중한 내 피부를 지키는 법을 알아둬야 해요.

햇빛 화상은 주로 UVB에 의해 발생

햇빛에서 나오는 자외선은 콜라겐 분해를 촉진해 피부 광노화를 일으킵니다. 피부가 거칠어지고 탄력이 떨어지며 주름이

생기기도 하고 기미, 주근깨, 잡티 등 색소 침착이 일어나죠. 그
래서 햇볕이 쨍쨍한 날에 장시간 바깥 활동을 하거나 야외에서
일할 때는 피부 건강을 위해 자외선차단제 사용은 필수예요. 특
히 여름철에는 워낙 햇빛이 강렬해 짧은 시간만 노출해도 피부
가 손상되는 햇빛 화상을 입을 수 있어요.

　피부에 영향을 주는 자외선은 UVAultraviolet A(자외선 A)와
UVBultraviolet B(자외선 B) 두 종류가 있는데, 햇빛 화상은 주로
UVB에 의해 발생해요. 자외선차단제의 SPFSun Protection Factor(자
외선차단지수) 표시는 UVB의 차단 효과를, PAProtection Grade of
UVA(UVA 차단지수) 표시는 피부 색소 침착의 주된 원인인 UVA
차단 효과를 의미해요. 여름철 야외 활동을 할 때는 SPF가 30 이
상, PA+++ 이상인 자외선차단제를 사용해야 강렬한 햇빛으로
부터 피부를 보호할 수 있어요. 자외선차단제는 제대로 효과를
보려면 최소한 야외 활동 30분 전에 충분한 양을 바르고, 땀이
나 물에 씻겨 나갈 수 있으므로 2~4시간마다 다시 발라야 해요.
자외선차단제만으로는 햇빛을 완벽하게 차단할 수 없으니 긴
옷이나 모자 등도 착용해야 합니다.

통증이 심하면 보습제와 구아야줄렌 성분 연고 활용

　햇빛 화상을 입으면 처음에는 피부가 붉어지고 따끔거리는
증상이 나타납니다. 이럴 때는 얼음찜질이나 찬물 샤워 등으로
피부 온도를 떨어뜨리고 보습제를 바르면 증상이 호전돼요. 따

끔거리는 증상이 심하다면 구아야줄렌Guaiazulene 성분의 연고나 크림을 바르면 도움 돼요. 구아야줄렌은 카모마일에서 추출한 생약 성분으로서 화상 부위의 염증을 완화하고 진정시키는 효과가 있습니다. 이 성분은 아이들에게 사용해도 안전해요. 증상 정도에 따라 가벼운 스테로이드 연고도 함께 사용하면 좋아요. 그러나 화상 부위의 가려움과 통증이 심하거나 물집이 생겼다면 병원을 방문하는 게 후유증을 줄이는 비결입니다.

콜라겐 등 피부 건강 보충제는 회복기에 보조제로 활용할 수 있어요. 콜라겐은 피부 조직 회복을 돕고 수분 손실량을 줄이는 등의 작용을 해요. 햇빛 화상 초기에 염증이나 통증을 치료하는 효과는 없지만, 손상된 피부가 회복되는 시기에는 도움 될 수 있어요. 만일 햇빛 화상의 가려움이나 통증 때문에 보충제 구입를 고려한다면 우선은 치료에 집중하는 게 좋습니다.

기미, 주근깨

Melasma, Freckle

#비타민C #엘시스테인
#비타민B$_5$ #비타민B$_6$

비타민C는 피부 건강을 위해 많이 섭취하는 비타민입니다. 콜라겐 합성을 촉진하고 피부 노화와 주름의 원인인 산화 스트레스*를 줄여주기 때문이에요. 그런데 비타민C가 정말 효과가 있는지 의심쩍은 증상도 있어요. 바로 기미와 주근깨인데요. 이런 문제로 마음고생을 해본 사람은 공감하겠지만, 기미와 주근깨는 쉽게 개선되지 않습니다. 비타민C를 먹으면 정말 기미와 주근깨가 사라질까요?

---

*   우리 몸이 산소를 사용하는 과정에서 일종의 노폐물로서 공격성이 큰 활성산소 등이 생성됩니다. 활성산소가 증가하면 쇠못이 공기 중에 오래 노출되면 녹이 스는 것처럼 우리 몸의 세포들도 손상돼요. 이를 '산화 스트레스' 또는 '산화적 손상'이라 해요. 산화 스트레스로부터 우리 몸을 지키는 모든 물질을 '항산화제'라고 합니다.

과도한 멜라닌 침착이 주된 원인

기미는 과도하게 생성된 멜라닌 침착과 연관돼 있습니다. 멜라닌은 피부에 존재하는 색소로서 자외선을 흡수해 진피에 다다르지 못하게 함으로써 피부 손상을 예방하는 작용을 해요. 그러나 과도한 햇빛 노출, 내분비 질환이나 호르몬 변화, 노화 등은 멜라닌 생성을 자극할 수 있어요. 특히 강렬한 햇빛은 멜라닌 생성을 자극해 기미, 주근깨, 잡티 등 색소 침착을 일으킵니다. 야외 나들이가 잦을 때 기미와 주근깨가 더 심해지는 이유죠. 여성 호르몬 에스트로겐은 멜라닌 세포의 수와 크기에 영향을 미쳐 색소 침착을 유발해요. 임신 중이거나 경구피임약을 복용할 때, 자궁근종 등 여성 호르몬 관련 질환이 있을 때 기미가 심해지는 건 이 때문이에요.

멜라닌은 피부 표피의 기저층에 존재하는 멜라닌 세포에 의해 생성됩니다. 멜라닌 세포는 각질 형성 세포 10개당 1개꼴로 분포하며, 생성된 멜라닌을 특수한 세포소기관인 '멜라닌소체' 형태로 포장해 각질 세포로 전달해요. 그리고 각질 세포의 탈락과 함께 생성된 멜라닌 색소도 사라져요. 이 과정에서 비타민C는 어떻게 기미와 주근깨 관리에 도움을 주는 걸까요?

멜라닌 색소 생성을 막는 비타민C

일반의약품 비타민C의 효능 효과에는 '햇빛·피부병 등에 의한 색소 침착 개선'이 표시돼 있습니다. 멜라닌은 단백질에 포함된 아미노산 티로신을 기본 물질로 해 티로시나제 등의 효소 작용으로 생성돼요. 항산화 물질 비타민C는 티로시나제 작용을 방해하고, 활성산소를 안정화시켜 멜라닌 생성을 억제해요. 따라서 평소 과일을 즐겨 먹지 않은 사람이 기미와 주근깨로 고생한다면 비타민C 보충제를 섭취하는 것만으로도 피부가 깨끗해지는 효과를 경험할 수 있어요. 그러나 이미 음식으로 비타민C를 충분히 섭취하고 있다면 보충제 섭취가 기미와 주근깨 관리에 큰 도움이 되지 않아요.

이럴 때는 다른 방법을 강구해야 합니다. 예를 들어 비타민C와 함께 천연 아미노산 엘시스테인L-Cysteine, 비타민B$_5$(판토텐산), 비타민B$_6$(피리독신) 등이 함유된 기미 치료용 일반의약품을 복용하거나 엘시스테인, 판토텐산 등이 함유된 건강기능식품을 섭취할 수 있어요. 멜라닌은 갈색 또는 검은색 계열의 '유멜라닌'과 붉은색 또는 노란색 계열의 '페오멜라닌'으로 나뉘어요. 엘시스테인은 밝은색 계열인 페오멜라닌 생성을 촉진해 기미가 옅어지게 해줘요. 판토텐산은 멜라닌소체를 함유한 피부세포를 각질로 분해하고, 피리독신은 몸속 대사물질 중 하나인 호모시스테인의 엘시스테인 전환을 도와 페오멜라닌 생성을 촉진해요.

비타민C가 이미 생긴 기미와 주근깨를 즉각적으로 제거하진 못합니다. 하지만 평소 비타민C 섭취가 부족했다면 새로 기미와 주근깨가 생기는 걸 막아줄 순 있어요. 기미와 주근깨 관리 목적으로 보충제를 섭취하더라도 피부 표피의 재생 주기가 약 4주(28일)인 점을 고려할 때 최소 2~3개월은 먹어야 눈에 띄는 효과를 볼 수 있어요.

탈모와 비오틴

Alopecia and Biotin

#비오틴 #판토텐산
#약용 효모 #비타민C
#케라틴

비오틴(비타민B₇)은 우리가 음식을 통해 얻은 탄수화물, 단백질, 지방의 대사와 에너지 생성에 필요한 비타민이에요. 매우 많은 식품에 들어있고, 체내에서 장내 세균에 의해서도 소량 합성되기 때문에 일반적인 상황에서 비오틴 결핍 증상은 거의 발생하지 않습니다. 그런데도 많은 사람이 비오틴을 섭취하는 이유는 무엇일까요? 비오틴이 모발이나 손발톱, 피부를 구성하는 단백질 케라틴 생성에 필요하기 때문이에요. 비오틴이 결핍되면 모발이 가늘어지고 손발톱이 쉽게 깨질 수 있어요. 그런데 비오틴이 정말 탈모 관리에 도움될까요?

탈모 치료 효과는 근거 부족

탈모는 원인에 따라 치료법이 다릅니다. 호르몬과 관련된 안드로겐성 탈모(남성형 탈모, 여성형 탈모)에는 호르몬 활동을 억제하는 약물과 두피의 혈액 순환을 돕는 약물 등을 사용해요. 자가면역 질환과 관련된 원형 탈모의 경우 탈모가 일어나는 부위 주변의 모낭 염증을 억제하기 위해 스테로이드제를 기본으로 두피의 혈액 순환을 돕는 약물을 복용해요. 증상 원인의 치료와 함께 모발 성장을 촉진하기 위해 두피 혈액 순환을 개선해 두피와 모낭에 적절한 영양분과 산소가 공급되도록 돕는 거죠.

영양 보충제로 비오틴을 먹으면 두피와 모낭에 영양분과 산소 공급이 촉진돼 모발 성장에 도움 될 수 있습니다. 그러나 반드시 증상 원인 치료가 이뤄져야 하고, 유전적 증상이 아닌 경우 비오틴 단독 섭취로 탈모 치료 효과를 보기 어려워요. 다수의 인체적용시험 결과를 봐도 비오틴 단독 섭취로 손발톱이 깨지는 증상은 다소 개선되지만, 모발 성장을 촉진하거나 탈모 치료에 도움 된다는 근거는 찾아볼 수 없어요. 그럼에도 비오틴의 '이론적' 역할 때문에 먹는 탈모 영양 보충제나 두피에 바르는 보조제 등에 비오틴이 과도하게 활용되고 있어요.

다이어트로 인한 영양 결핍성 탈모에는 케라틴

극심한 다이어트나 질병과 연관된 영양 결핍성 탈모, 출산이나 심한 스트레스 등으로 발생하는 휴지기 탈모에는 먹는 탈모 영양 보충제가 효과가 있어요. 휴지기 탈모란 성장기 모발의 다수가 휴지기로 진입하면서 전체적으로 모발이 가늘어지고 한꺼번에 많은 수의 모발이 탈락하는 증상을 말해요. 모발은 단백질로 구성되므로, 다이어트나 만성 질환 등으로 단백질 섭취가 줄어들거나 스트레스 등으로 두피의 혈액 순환에 장애가 생기면 모발 건강에 악영향을 줄 수 있어요. 이럴 때는 일반적인 단백질 보충제보다 모발의 구성 성분인 케라틴이 함유된 탈모 영양 보충제를 먹는 게 좋아요.

먹는 탈모 영양 보충제의 대표적 성분은 케라틴 등의 단백질, 비타민B$_5$(판토텐산)와 비오틴 등의 비타민B군, 그리고 비타민C와 질 좋은 단백질이 풍부한 약용 효모 등이 있어요. 약용 효모는 맥주 효모가 가진 특유의 쓴맛을 제거한 것으로서 일반적으로 맥주 효모와 같은 역할을 해요. 맥주 효모는 모발 성장에 필요한 비타민B군과 단백질이 풍부해 모발 건강에 유용한 식품으로 오랫동안 사랑받고 있죠. 샴푸와 같은 바르는 형태로 사용할 때 모발 건강에 도움 된다는 근거는 찾아볼 수 없지만, 영양 보충제로 2~3개월 먹으면 모발이 조금 두꺼워지는 현상을 경험할 수 있어요. 그 외 판토텐산은 모발을 생성하는 콜라겐 합성에 필요하고, 비타민C는 항산화제로서 산화 스트레스로 인한 모발 손상을 막아줘요.

만일 철결핍성 빈혈이 있거나 헤모글로빈 수치가 낮다면 철분 보충도 모발 건강에 도움 될 수 있어요. 철분은 온몸에 산소를 전달하는 헤모글로빈의 구성 성분으로서 모낭의 산소 공급에 중요한 역할을 해요. 출산 후나 수유 중이라면 철분도 함께 챙겨야 해요. 이처럼 먹는 탈모 영양 보충제는 모발 생성을 돕는 영양분을 공급하는 역할을 합니다.

여드름 생기면 비오틴 함량 줄여야

모발 건강 관리 보조제로 비오틴의 인기가 높아지면서 하루 1,000µg 이상 섭취해 여드름이나 뾰루지 등 부작용을 호소하는 사람이 많아요. 비오틴은 상한섭취량이 정해지지 않은 수용성 비타민이에요. 상한섭취량이 없다는 건 연구 자료가 불충분해 아직 특별한 이상 반응이 알려지지 않았다는 뜻이기도 해요. 그런데도 많은 사람이 이를 과량 섭취해도 안전하다는 의미로 해석하고 고함량 비오틴을 단독 섭취해요.

비오틴을 섭취한 후 여드름이나 뾰루지가 생기는 이유로 비오틴과 판토텐산의 체내 흡수 경쟁을 꼽을 수 있어요. 고함량 섭취한 비오틴이 판토텐산 흡수를 방해해 지방 대사에 문제가 생기고 이로 인해 피지 분비가 증가하는 것으로 예상돼요. 이런 문제를 고려해 비오틴과 판토텐산의 영양 성분 기준치를 비슷하게 조정한 영양 보충제도 있어요. 상식적으로 비오틴 함량 단위는 마이크로그램(µg), 판토텐산은 밀리그램(mg)이므로 두 영양소의 양을 똑같이 맞추긴 어려워요. 대신 영양 성분 기준치를 비슷하게 설정해 서로의 균형을 맞출 순 있어요.

비오틴과 판토텐산이 지방 대사에 관여하므로 이를 조정하면 얼핏 여드름 문제가 해결된 것 같지만, 이 방법도 과학적으로 입증된 건 아니에요. 모든 사람이 비오틴과 판토텐산을 함께 먹는다고 여드름 문제가 개선되진 않아요. 가장 중요한 건 비오틴 섭취량을 줄이는 일이에요. 대개 비오틴 섭취량 1,000μg 이하에서는 여드름 문제가 생기지 않죠. 주로 5,000~1만 μg 섭취할 때 여드름이나 뽀루지가 생겨요. 평소 피부 건강이 고민이라면 고함량 비오틴 섭취는 피하는 게 좋습니다.

빈혈

Anemia

#철분

빈혈은 혈액이 우리 몸에 필요한 산소를 충분히 공급하지 못하는 상태를 말합니다. 산소가 전달되지 않으면 에너지가 생성되지 않아 피로가 회복되지 않아요. 일상적인 활동에도 숨이 차고 가슴이 두근거리기도 하죠. 빈혈 원인은 다양한데 철결핍성 빈혈이 가장 흔해요.

철분은 적혈구 내의 혈색소 헤모글로빈과 근육 세포 내의 색소 단백질 미오글로빈의 주성분이에요. 헤모글로빈은 인체 곳곳에 산소를 공급하고, 미오글로빈은 근육 조직에 산소를 공급하는 역할을 해요. 철분이 결핍되면 전신의 조직이나 장기에 산소가 원활하게 공급되지 않아 빈혈이 생겨요. 피로, 두통, 어지럼증, 가슴 두근거림, 성장 장애, 운동 능력 저하, 모발이나 손발톱 약화 등 다양한 불편 증상이 나타나죠. 철결핍성 빈혈을 진단받을 정도로 헤모글로빈 수치가 낮다면 반드시 원인을 찾은 뒤 적정한 함량의 철분제를 섭취하거나 철분이 풍부한 음식을 먹어야 해요.

고함량 철분제는 3~6개월 단기간 섭취

철결핍성 빈혈은 체내 저장된 철분의 양이 정상적인 적혈구 생성에 필요한 양보다 적을 때 발생해요. 헤모글로빈 농도가 성인 남성은 13g/dl 미만, 성인 여성은 12g/dl 미만, 6세에서 16세 사이 청소년은 12g/dl 미만, 6개월에서 6세 미만 소아와 임산부는 11g/dl 미만이면 철결핍성 빈혈로 진단해요.

빈혈 치료는 적정량의 철분 섭취가 가장 중요합니다. 철분제는 원료 형태와 함량을 꼭 확인해야 해요. 빈혈 증상을 개선하기 위해서는 일반의약품 철분제를 하루 최소 40mg 이상 복용해야 해요. 철 결핍 정도에 따라 하루 160mg의 고함량 철분제를 복용하기도 해요. 다만 고함량 철분제는 전문가의 지시에 따라 3~6개월 단기간 섭취해야 합니다. 정상 철분 수치가 회복된 후에도 고함량 철분을 계속 복용하면 독성을 일으킬 수 있어요. 건강 관리 목적으로 활용되는 철분 영양 보충제는 하루 12~30mg의 철분을 섭취하도록 설계돼 있어요. 철분만 들어있는 제품도 있고, 종합비타민에 포함되기도 해요.

철분제에 활용되는 주요 원료는 다음 표와 같아요. 위장 장애가 적은 유기염 철분은 건강기능식품보다 일반의약품으로 더

철분제에 활용되는 주요 원료

구분		원료명	제품 형태
비헴철	유기염	푸마르산제일철 글루콘산철 구연산철	건강기능식품 일반의약품
	단백질 결합철	철아세틸트랜스페린	일반의약품
	생체철	철단백 추출물(페리친)	일반의약품
	기타	철분 혼합제 피로인산제이철혼합제제 (레시틴으로 철분 캡슐화)	건강기능식품
헴철	헴철	헴철	건강기능식품

많이 생산돼요. 간혹 철분제를 복용한 후 대변 색깔이 까맣게 변하거나 변비가 심해지는 부작용이 나타나기도 해요. 이런 부작용은 철분이 흡수되면서 장 점막을 자극하거나 흡수되지 않은 철분이 장내 환경을 변화시켜 나타나는 증상이라 볼 수 있어요. 철분 흡수율 개선을 위한 노력을 계속하고 있지만, 철분제 부작용을 100% 개선하진 못하고 있어요. 유기염 철분제나 단백질과 결합한 철분제, 레시틴을 활용해 캡슐화한 철분제, 헴 단백질에 결합한 헴철이 함유된 철분제는 변비 발생률이 비교적 낮습니다.

카페인, 폴리페놀, 탄닌은 철분 흡수 방해

철분 흡수율은 함께 섭취하는 음식 종류, 철 결핍 정도(결핍 상태가 심할수록 흡수율이 증가해요), 철분 형태 등에 따라 달라요. 철분제는 커피나 홍차와 함께 먹어선 안 돼요. 커피의 카페인과 폴리페놀 성분, 홍차의 탄닌 성분이 철분 흡수를 방해해요. 평소 커피나 홍차를 자주 마신다면 철분제를 복용하고 최소 2시간 후에 마셔야 해요.

철분제와 칼슘제를 함께 먹으면 칼슘이 철분의 흡수를 방해해요. 약효를 극대화하려면 칼슘제와 철분제는 서로 다른 시간대에 먹어야 해요. 일반적으로 종합영양제는 영양 균형 유지 목적으로 섭취하므로 두 영양소의 흡수율이 낮아지는 걸 감수하고 함께 넣어요. 바꿔 말하면 철결핍성 빈혈 치료 목적이라면 철분과 칼슘이 함께 들어있는 종합영양제보다 철분제를 따로 먹는 게 낫습니다.

철분제를 먹으면 수일 내에 피로감, 어지럼증, 두통 등의 불편 증상은 개선되지만, 체내 저장되는 철분의 양까지 채우려면 최소 3~6개월 동안 먹어야 해요. 철분이 제대로 보충되지 않은 채 생리 등으로 철분 소실량이 계속 늘어나면 철결핍성 빈혈이 재발할 수 있습니다.

헴철과 비헴철의 차이

우리가 음식이나 영양 보충제를 통해 섭취하는 철분은 크게 '헴철 Heme Iron'과 '비헴철Nonheme Iron'로 나뉩니다. 헴철은 헴 단백질에 철분이 결합한 철분이고, 비헴철은 그 외 모든 형태의 철분을 말해요. 헴 단백질은 헤모글로빈의 색소 성분 헴Heme에 결합한 단백질이에요. 헴철은 육류와 어류 등의 동물성 식품, 비헴철은 곡류와 콩류, 채소류 등의 식물성 식품에 들어있어요. 건강보조식품 원료로는 비헴철이 많이 활용됩니다.

헴철이 우수한 철분으로 평가되는 이유는 흡수율 때문이에요. 헴철은 20~35%, 비헴철은 10% 내외로 체내에 흡수돼요. 헴철은 헴 수송체로 알려진 별도의 통로로 흡수되기에 다른 음식의 영향을 받지 않아요. 반면 비헴철은 소장에서 흡수되려면 3가철(Fe_3+, 제2철)에서 2가철(Fe_2+, 제1철)로 전환되어야 하고, 흡수 통로가 같은 칼슘이나 아연 등의 미네랄 성분이 흡수를 방해하기도 해요. 철분 형태가 전환될 때 비타민C의 도움도 필요해, 비타민C 섭취량에 따라 흡수율이 달라지기도 해요. 이런 이유로 대부분의 철분 영양 보충제에는 비타민C가 함께 들어있어요.

그러나 우리 몸에 저장된 철이 부족해 철분 요구량이 증가하면 비헴철의 흡수율이 평소보다 높아집니다. 이런 이유로 철결핍성 빈혈 치료제는 비헴철 형태의 철분을 활용해요. 헴철은 헴 단백질에 철분이 결합된 구조의 특성상 많은 양의 철을 함유할 수 없어요. 흡수율이 높은데도 철결핍성 빈혈 치료 목적으로 활용하기 어려운 이유예요. 참고로 철결핍성 빈혈 치료를 위해서는 하루 40~160mg의 철분을 섭취해야 하는데, 헴철은 하루 섭취량에 12mg 정도의 철분이 들어있어요.

일반적인 철결핍성 빈혈 관리용 영양 보충제를 찾거나, 철분제 복용 후 변비나 구역질 등 부작용이 심하면 헴철을 섭취해도 좋아요. 다만 심각한 철 결핍 상태를 헴철로 관리한다면 도중에 반드시 혈액검사를 통해 헤모글로빈과 저장 철 수치 등이 회복되고 있는지 확인해야 합니다. 이런 과정을 거치지 않는다면 철 결핍 상태가 악화돼 치료가 어려워질 수 있어요.

생리통

Dysmenorrhea

#오메가3
#비타민B₁

가임기 여성의 절반은 매달 생리통에 시달리고 있어요. 대부분 자연스러운 증상으로 여기고 대수롭지 않게 넘기는데 자궁 건강에 문제가 생겼다는 신호일 수도 있습니다. 생리통은 복통 외에도 허벅지나 꼬리뼈 통증으로 번지기도 하고, 심하면 두통, 요통, 메스꺼움, 구토, 설사 등의 증상이 나타나기도 해요. 만일 출근이나 등교를 못 할 정도로 생리통이 심하다면 정확한 건강 상태를 확인하고 치료를 받아야 해요.

생리 활성 호르몬 과다 분비가 원인

생리통은 원인에 따라 크게 두 가지로 나뉩니다. 골반 내에 특별한 문제가 없이 발생하는 '일차성 생리통'과 자궁내막증이나 자궁근종, 자궁선근증 등의 다양한 질환 때문에 발생하는 '이차성 생리통'이 그것이에요.

이차성 생리통은 단순한 진통제나 영양 보충제로 관리하기 어려워요. 평소보다 생리량이 증가하거나 생리통이 심하다면 반드시 정확한 원인을 파악하기 위해 산부인과 진료를 받아야 합니다. 특히 생리량이 증가하는 증상은 그대로 방치하면 빈혈로 이어져 전신 건강에 영향을 줄 수 있으므로 치료가 필요하죠.

대부분 여성이 겪는 생리통은 일차성 생리통입니다. 자궁 내막에서 생성되는 염증성 프로스타글란딘*이 과다 분비되면서 자궁 수축을 유발해 쥐어짜는 듯한 통증이 발생하는 증상이에요. 따라서 생리통이 심할 때는 염증성 프로스타글란딘 생성에 관여하는 영양 성분들을 섭취하면 효과를 볼 수 있어요.

생리통에 도움 되는 성분은 오메가3, 비타민B₁

아직까지 국내에서 생리통과 관련해 기능성이 인정된 영양 보충제는 없습니다. 이는 영양 보충제로 생리통을 관리하는 것

---

* 세포막을 구성하는 인지질 일부에서 분리돼 우리 몸에서 합성되는 생리 활성 물질이에요. 화학 구조의 차이에 따라 약 30개 군으로 분류되죠. 프로스타글란딘의 역할은 매우 다양해요. 혈관 수축과 확장, 혈소판 응집 억제와 촉진, 염증 반응 조절 등에 관여합니다. 우리가 섭취하는 음식이나 생활 습관에 따라 세포막의 구성 성분이 변하면 합성되는 프로스타글란딘도 달라지면서 염증이 억제되거나 촉진되기도 해요.

은 시도는 많으나 과학적으로 쉽지 않다는 의미예요. 다만 〈코크런 리뷰〉**에서 2016년 생리통을 완화하는 데 도움 된다고 평가한 영양 성분은 발레리안Valerian과 아연(황산아연), 생선에서 나온 오메가3, 그리고 비타민B_1(티아민)이에요.

성분 함량의 안전성을 고려할 때 이 가운데 활용 가능한 건 오메가3와 비타민B_1입니다. 오메가3는 하루 500mg, 비타민B_1은 100mg 섭취하면 해당 성분을 섭취하지 않은 그룹에 비해 생리통이 완화된다고 인체적용시험으로 입증됐어요. 오메가3는 불포화지방산 EPAEicosapentaenoic Acid(에이코사펜타에노산)와 DHA Docosahexaenoic Acid(도코사헥사엔산)가 세포막을 구성하는 인지질의 지질 성분으로 침투해 염증을 억제하는 프로스타글란딘 합성을 촉진하면서 생리통을 완화할 수 있어요. 비타민B_1의 생리통 완화 작용 기전은 아직 밝혀지지 않았어요.

만일 생리 중에 두통이나 손발 저림, 창백한 피부 등 철 결핍 증상이 나타난다면 철분제도 생리통에 도움 돼요. 철분제가 생리통을 완화한다는 근거는 부족하지만, 철 결핍 증상이 심하면 생리 기간에 철분 손실이 증가하면서 체력 저하로 생리통이 더

** 근거중심의학을 지향하는 글로벌 비영리 민간단체 코크런(Cochrane)에서 작성하는 보건 의료 분야 연구에 대한 평론을 말합니다. 학계에서 아직 공식적 지침이 없는 다수의 건강 관련 주제의 효과와 한계가 궁금할 때 주로 참고하죠. 단체 이름은 영국 의사 아치 코크런의 이름에서 유래했다고 해요.

심해질 수 있어요.

진통제는 통증 심해지기 전 복용

소염진통제는 자궁 근육을 수축시키는 프로스타글란딘 합성 효소의 작용을 막아 생리통을 완화합니다. 생리통이 발생할 때 소염진통제는 통증이 심해지기 전에 먹는 게 좋아요. 생리통 시작 직전이나 직후에 먹고, 성분별 복용법에 따라 하루 두세 번 규칙적으로 먹으면 효과가 높아요.

자궁 내에서 쥐어짜는 듯한 통증이 발생하는 일차성 생리통은 생리가 시작되기 수 시간 전 또는 직전에 시작되어 2~3일간 지속될 수 있어요. 이럴 때는 골반 주변 마사지나 따뜻한 찜질 팩 등을 올려두면 증상이 호전돼요.

자궁근종 등에 의한 이차성 생리통은 생리 시작 1~2주 전부터 시작되어 생리가 끝난 후에도 지속될 수 있어요. 일반적인 소염진통제나 피임제 등을 먹어도 효과가 없는 경우가 많아요. 만일 이런 증상을 겪고 있다면 반드시 산부인과에 가서 정확한 상태를 확인해야 해요.

생리전증후군

Premenstrual Syndrome

#아그누스카스투스 열매
#감마리놀렌산 #칼슘
#마그네슘 #비타민B$_6$ #철분

생리하는 여성의 70% 이상은 생리 시작 며칠 전부터 식욕 증가, 피로감, 복부 팽만감, 유방 통증, 부종, 두통, 짜증 등의 증상을 경험해요. 생리 주기마다 이런 증상이 일상생활에 지장을 줄 정도로 심하게 나타난다면 생리전증후군에 해당합니다.

생리전증후군PMS, Premenstrual Syndrome은 일반적인 생리통과는 달리 생리 시작 2~7일 전에 나타나고, 생리가 시작되면 1~3일 사이에 사라져요. 생리 시작을 기점으로 매달 반복되는 신체적·정서적 증상을 통칭하는 말로서 사람마다 느끼는 불편 증상이 달라요. 복합적 증상으로서 의외로 관리가 어려운 생리전증후군을 완화하는 데 도움 되는 영양 성분은 무엇이 있을까요?

감정 변화가 심하면 생리 전 불쾌 장애

생리전증후군 증상은 신체적 증상과 정서적 증상으로 나뉘어요. 신체적 증상은 유방 통증, 복부 팽만감, 사지 부종, 두통, 관절통 등의 통증과 여드름, 피로감, 체중 증가 등의 신체 변화가 나타나요. 정서적 증상은 우울증, 분노감, 식욕 증가, 불면증, 불안감과 초조감 등이 있어요. 정확한 원인은 밝혀지지 않았지만, 생리가 시작하면 해소되는 것으로 보아 생리 전후 호르몬 변화와 연관된 것으로 해석됩니다. 생리 주기에 따른 에스트로겐 과다 분비와 난소 안에 있는 황체에서 분비되는 여성 호르몬으로 임신 등에 영향을 주는 프로게스테론 결핍, 가슴 통증의 원인이 되는 유즙 분비 호르몬 프로락틴 증가 등의 호르몬 변화가 세로토닌, 가바GABA 등의 신경 전달 물질, 비타민과 미네랄 대사에 영향을 주는 것을 주된 원인으로 설명해요.

생리전증후군은 가임기 여성 70% 이상이 경험하는 흔한 증상이지만, 그중 2~6%는 일상생활에 지장을 줄 만큼 심한 불편 증상을 호소해요. 이런 상태는 일반적인 생리전증후군과 구분해 '생리 전 불쾌 장애PMDD, Premenstrual Dysphoric Disorder'라고 합니다. 생리전증후군과 비교해 불안감, 우울감, 분노감, 초조감 등 감정 변화가 심하고, 생리 시작 후 3일째까지도 증상이 지속되는 게 특징이에요. 생리 전 불쾌 장애가 나타날 때는 전문가와 상의해 항우울제 등의 약물 치료를 시도할 수 있어요. 만일 경미한 증상으로 일반적인 영양 보충제로도 관리 가능한 상태라면 다음 영양 성분을 활용할 수 있어요.

아그누그카스투스 열매와 감마리놀렌산은 기능성 인정

생리전증후군을 완화하는 기능성이 가장 확실한 성분은 아그누스카스투스 열매 추출물과 감마리놀렌산GLA이에요. 국내에서 아그누스카스투스 열매 추출물은 일반의약품으로 분류돼 약국에서만 살 수 있어요. 반면 감마리놀렌산은 건강기능식품으로 분류돼 일반 쇼핑몰에서도 구입 가능해요.

아그누스카스투스 열매 추출물은 뇌하수체에서 유즙 분비 호르몬 프로락틴의 과다 분비를 조절해 생리전증후군 증상을 완화하는 것으로 알려졌어요. 프로락틴이 과다 분비되면 프로게스테론 분비량이 감소하고 에스트로겐 분비량이 증가하면서 피로, 부종, 짜증 등의 다양한 불편 증상이 나타날 수 있어요. 아그누스카스투스 열매 추출물은 직접적으로 여성 호르몬에 영향을 주기 때문에 경구피임약 등의 호르몬제를 복용하고 있다면 전문가와 상의한 후 섭취해야 합니다.

감마리놀렌산은 보라지 종자유나 달맞이꽃 종자유에 함유된 성분이에요. 국내에서는 하루 210~300mg 먹으면 생리 전 불쾌감 개선에 도움 된다는 기능성을 인정받았어요. 생리전증후군을 앓고 있는 여성은 정상 프로락틴 농도에서도 예민하게 반응하는 경향이 있어요. 이때 감마리놀렌산에서 전환된 항염증성 물질 프로스타글란딘E_1이 프로락틴 수용체에 결합함으로써 우리 몸이 프로락틴에 덜 반응하도록 도와요. 앞서 아그누그카스투스 열매 추출물이 프로락틴 분비량을 조절한다면, 감마리놀렌산은 프로락틴에 대한 우리 몸의 반응성을 조절하는 거죠. 감마리놀렌산은 직접적으로 여성 호르몬에 영향을 주지 않기 때문에 피임약을 복용하거나 여성 호르몬에 예민한 여성도 편안하게 섭취할 수 있습니다.

칼슘, 마그네슘, 비타민B6는 소규모 연구에서 효과 확인

섭취 후 반응의 차이 등으로 명확한 기능성은 표시되지 않지만, 소규모 연구 등에서 생리전증후군 관리에 도움 된다고 보고된 몇 가지 영양소가 있습니다. 칼슘과 마그네슘, 그리고 비타민B6(피리독신)가 그것이에요.

생리전증후군은 배란일 이후인 황체기에 나타나는데, 황체기에는 칼슘과 비타민D 대사에 약간의 변화가 일어나요. 평소 칼슘과 비타민D를 충분히 섭취하지 않는다면 이 시기에 불편 증상이 심해질 수 있어요. 생리전증후군으로 고생하는 사람들은 대체로 칼슘과 마그네슘의 혈중 농도가 낮기 때문에 마그네슘 보충제도 도움 될 수 있어요. 마그네슘은 설사 등의 부작용 예방을 위해 영양 보충제로서 하루 350mg 이하 섭취를 권해요.

비타민B6는 세포막에서 마그네슘 이동과 이용을 높여 에스트로겐 대사를 촉진하고, 도파민과 세로토닌 등의 신경 전달 물질 합성 과정에서 조효소*로 작용해 우울, 짜증, 피로 등 정서적 증상을 완화해요. 철분은 생리전증후군 증상 완화와 직접적인 연관성은 높지 않지만, 생리 전후 두통, 어지럼증, 피로감이 심한 사람에게 도움 됩니다.

생리전증후군은 생리 주기마다 증상이 반복되므로 위의 영양 성분을 최소 3개월 이상 섭취하면서 증상 변화를 관찰해야 효과를 볼 수 있어요. 영양소는 생리전증후군 증상 완화 기능성이 가장 확실한 두 가지 성분 중 하나를 선택하고 생활 습관과 평소 불편 증상에 따라 칼슘, 비타민D, 마그네슘, 비타민B$_6$, 철분 중 몇 가지를 추가할 수 있어요.

---

* 우리 몸속 효소가 제 기능을 발휘하기 위해서는 단백질 외에 효소에 작용해 효소가 활성을 띠게 하는 물질이 필요합니다. 이런 물질을 '조효소' 또는 '보조효소'라고 해요. 조효소는 효소 작용이 일어나는 데 필수적인 물질이에요. 따라서 조효소 생성 원료로 쓰이는 비타민과 미네랄이 부족하면 우리 몸의 다양한 생리 활성 기능에 문제가 생길 수 있어요.

경구피임
Oral Contraception

#비타민B군

경구피임약은 피임 이외의 목적으로 복용하기도 해요. 여드름, 생리전증후군 등의 여성 질환 치료를 위해 먹기도 하지만, 여행·시험·면접·발표 등 중요한 일정을 앞두고 생리 주기를 조절하기 위해 먹는 경우도 많아요. 경구피임약은 대부분 약국에서 처방전 없이 살 수 있어 사용 편의성이 높고, 매일 정해진 시간에 복용하면 99%에 가까운 피임 효과를 볼 수 있어요.

피임약은 난소에서 분비되는 여성 호르몬 에스트로겐이나 프로게스테론과 유사한 작용을 하는 호르몬을 우리 몸에 공급해 피임 상태를 유지하는 작용을 해요. 난소에서 에스트로겐이 서서히 증가해 난자가 성숙하면 임신 상태를 유지하는 역할을 하는 황체 호르몬이 폭발적으로 증가하면서 배란이 일어나요.

이후 프로게스테론 분비가 증가하면서 임신 준비 단계에 접어들어요. 피임약을 먹으면 두 가지 호르몬이 처음부터 일정량 공급되면서 이런 반응이 일어나지 않아요. 배란을 막아 피임이 되는 거죠. 정자가 통과하기 어렵게 자궁 경부 점액을 끈끈하게 유지하고, 자궁 내막 증식을 막아 수정란 착상도 어렵게 합니다.

피임 목적 피임약 복용법은 21+7

대부분의 경구피임약은 한 통에 21정이 들어있어요. 피임 목적으로 먹는 피임약은 처음에는 반드시 생리 시작일부터 복용해야 합니다. 피임약 복용법은 '21+7'을 기억해두면 편리해요. '21'은 생리 시작일을 포함해 21일(3주) 동안 하루 1정씩 복용하라는 뜻이에요. '7'은 이후 7일 동안 복용을 중단해야 한다는 뜻이고요.

이 규칙에 따라 정확하게 피임약을 복용하면 복용을 중단한 기간에 생리를 시작하게 돼요. 이때 복용을 중단한 7일 중에 생리를 시작했다고 그날 바로 피임약을 복용하면 안 돼요. 호르몬 변화로 정확한 피임 효과를 얻을 수 없어요. 29일째에는 생리가 끝나지 않아도 새로 피임약 복용을 시작해야 해요. 생리가 끝나기를 기다렸다가 피임약 복용을 시작하면 마찬가지로 피임 효과를 얻을 수 없어요. 생리 종료 여부와 관계없이 피임약 복용을 중단한 후 8일째부터 새로 복용을 시작해야 합니다.

만일 생리를 시작하고 5일 이내에 피임약 복용을 시작했다면 일주일 동안은 콘돔 등 다른 피임법을 병행하는 게 안전해요. 여기서 일주일은 생리 주기가 28일인 사람을 기준으로 배란이 예상되는 기간을 뜻해요. 평소 생리 주기가 불규칙하고, 이번 달 생리 시작일에 피임약을 챙기지 못했다면 생리 주기상의 배란 예상일 이후 최소 이틀까지는 다른 피임법을 병행해야 해요.

피임약은 매일 정해진 시간에 복용

경구피임약은 매일 정해진 시간에 복용하는 게 좋습니다. 피임 효과를 높이기 위해서는 피임약 복용이 생활 습관이 돼야 해요. 만일 깜빡하고 피임약 복용 시간을 놓쳤다면 두 가지 해결책이 있습니다. 첫째로 자신이 정한 복용 시간으로부터 12시간이 지나지 않았다면 그 즉시 한 알을 복용하고 다음 날부터 정해진 시간에 먹어요. 둘째로 복용 시간으로부터 12시간이 지났다면 그 즉시 한 알을 복용하고 다음 날 정해진 시간에 먹거나, 오늘은 건너뛰고 다음 날 정해진 시간에 두 알을 먹어요. 만일 여전히 배란일 전이라면 이번 달은 완벽한 피임을 위해 다른 피임법을 병행하는 게 안전합니다.

경구피임약은 복용법이 몸에 익으면 매우 편리한 피임법이에요. 그러나 개인차가 있지만, 호르몬이 외부에서 공급되는 만큼 복용 초기에는 부정 출혈, 메스꺼움, 두통 등 이상 반응이 나타날 수 있어요. 이럴 때는 약국에 가서 현재 복용 중인 피임약을 보여주고 상담을 요청하는 게 좋아요. 피임약마다 호르몬 용량이 달라 약을 바꾸면 이상 증상이 사라지기도 해요.

도중에 중단하지 않고 28일 동안 먹도록 설계된 피임약도 있어요. 이런 피임약은 24일 동안 호르몬이 들어있는 약을 먹고, 4일 동안 호르몬 없는 위약을 복용해요. 에스트로겐 함량을 낮춰 구역질이나 구토, 유방 통증, 복부 팽만감 등의 이상 반응이 적은 장점이 있어요. 반면 에스트로겐 함량이 낮아 부정 출혈 발생 가능성이 커요. 간편한 복용법 때문에 이 약을 선택했더라도 복용 후 이상 증상이 있다면 반드시 전문가와 상의해야 합니다.

피임약 복용하면 일부 영양소 요구량 증가

약국에서 처방전 없이 구입할 수 있는 경구피임약에는 대부분 에스트로겐과 함께 합성 프로게스테론인 프로게스틴이 들어있어요. 피임약을 복용하면 일부 영양소 요구량이 증가해요. 피임약 복용 전과 동일한 식습관을 유지한다면 자연스레 영양소 결핍 가능성이 커지게 돼요. 특정 영양소 결핍은 식욕을 조절하는 호르몬 렙틴 생성량을 변화시키거나 지방 분해와 축적에 영향을 줄 수 있어요. 만일 피임약을 복용하는 중에 육체 피로, 눈의 피로, 근육통, 구내염, 구각염, 구순염 등의 증상이 심해졌다면 비타민B군이 강화된 영양 보충제가 도움 될 수 있어요(비타민B군에 대한 자세한 내용은 '피로'를 참고하세요). 평소 식사를 잘하고 특별한 이상 증상이 없다면 피임약 복용을 이유로 별도의 영양 보충제를 섭취하지 않아도 괜찮습니다.

여성 임신 준비
Preparing for Female Pregnancy

#엽산 #비타민D
#코엔자임큐텐 #미오이노시톨

결혼과 출산이 늦어지면서 임신 준비를 위해 영양 보충제를 먹는 사람이 늘었어요. 임신 준비를 위한 영양 보충제는 다낭성난소증후군 등 정상적인 배란이 이뤄지지 않거나 시험관 시술 등 의학적 도움을 받는 사람의 임신 성공률을 높이기 위한 목적으로 활용돼요. 각 성분의 작용 기전을 고려할 때 일반적인 임신 준비 여성에게도 도움 될 수 있어요. 임신 준비 영양 보충제로 널리 알려져 있고 난임 치료 현장에서도 활용되는 대표적 영양소에는 네 가지가 있어요.

엽산은 태아의 신경관 발달에 필요

엽산(비타민B₉)은 혈액 속에서 산소를 운반하는 헤모글로빈 형성에 관여하는 비타민으로서 세포 분열이 왕성한 임신 초기에 태아의 신경관 발달에 필수적인 영양소예요. 엽산이 결핍되면 신경관 결손*으로 기형아 출산 위험이 커 임신 3개월까지 꼭 영양 보충제로서 하루 400~800μg의 엽산을 섭취해야 해요. 임신 초기에 태아의 신경관이 발달하는데, 보통 임신 4주 전후에 임신 사실을 확인하므로 임신 준비기부터 엽산을 섭취해야 해요. 엽산은 태반 형성을 위한 세포 증식과 혈액량 증가를 촉진해 임신 성공률을 높이고 유산율을 낮추므로 난임 여성도 섭취를 권해요.

영양 보충제로서 엽산의 상한섭취량은 하루 1,000μg입니다. 엽산과 비타민B_{12}는 공통적으로 빈혈 결핍 증상이 나타나는데요. 엽산을 상한섭취량 이상 섭취하면 빈혈이 개선되면서 드물게 비타민B_{12} 결핍 증상 발견을 지연시킬 수 있어요. 그 결과 신경 손상, 위장 질환, 무력감 등 비타민B_{12} 결핍 증상이 심해질 수 있죠. 엽산의 상한섭취량은 두 영양소의 생리적 기능 균형을 고려해 설정됐어요. 다만 필요할 경우 전문가 처방으로 상한섭취량 이상 섭취하기도 합니다.

---

*   선천성 기형 중 가장 흔한 형태예요. 신생아의 척추에 구멍이 생겨 그곳으로 척추신경과 다른 조직 세포가 빠져나오는 질환이에요. 종류는 매우 다양한데, 가장 흔한 형태인 척추갈림증은 산모의 엽산 결핍과 밀접한 관계가 있어요.

코엔자임큐텐은 세포 손상 막고 에너지 생성 촉진

코엔자임큐텐은 체내에서 생성되는 항산화 물질로서 노화로 인한 세포 손상을 막고 에너지 생성을 촉진해요. 코엔자임큐텐 합성량은 20대에 가장 높고 30대를 기점으로 서서히 감소해요. 코엔자임큐텐이 감소하면 산화가 촉진되어 난소 손상과 기능 저하로 이어질 수 있어요.

따라서 코엔자임큐텐을 먹으면 난소 손상을 막고 기능 저하를 완화할 수 있어요. 난자의 질이 향상되고 임신 성공률이 높아져 난임 치료의 보조요법으로도 활용돼요. 같은 이유로 폴리페놀 일종인 레스베라트롤, 비타민C, 셀레늄 등의 항산화제를 먹기도 해요. 항산화제는 신선한 채소와 과일에 풍부해 평소 채소와 과일을 즐겨 먹는 사람이라면 별도로 항산화제를 섭취하지 않아도 됩니다.

임신성 당뇨, 요로 감염증, 산후 우울증 방지에는 비타민D

비타민D가 결핍되면 임신성 당뇨나 요로 감염증 발병 위험이 커져요. 출산 후 실내에 머무는 시간이 길어지면 산후 우울증에 걸리거나 뼈 건강이 나빠질 수 있어요. 무엇보다 비타민D가 결핍되면 시험관 시술을 할 때 임신 성공률이 낮아져요. 비타민D가 난자의 성장을 촉진하고 주변 환경을 개선해 체외수정 성공률을 높이기 때문이에요.

요즘은 임신 준비기부터 혈액검사를 통해 비타민D 수치

를 확인해 결핍 상태일 경우 주사를 맞거나, 고용량 보충제를 먹습니다. 결핍 정도가 심하면 단기간은 하루 상한섭취량 4,000IU*(100μg) 이상 섭취하기도 하지만, 일반적인 비타민D 부족 관리 목적이라면 하루 1,000~2,000IU 섭취를 권해요. 비타민D는 지용성 비타민이라 우리 몸에 저장돼요. 영양 보충제로서 장기간 상한섭취량 이상 먹으면 건강에 악영향을 줄 수 있어 주의가 필요해요.

다낭성난소증후군, 난임 여성에겐 미오이노시톨

이노시톨은 세포막의 주요 구성 성분이에요. 비타민B$_8$으로 불리기도 하지만, 실제 비타민은 아니에요. 이노시톨은 아홉 가지 형태가 있는데, 그중 가장 중요한 생리적 기능을 하는 게 '미오이노시톨'이에요. 미오이노시톨은 뇌에 풍부하고 체내 세포의 신호 전달 과정에 작용해 난임 여성의 임신 성공률을 높이는 데 도움을 주죠.

특히 인슐린 저항성**으로 인슐린 분비가 증가한 다낭성난소증후군 환자의 임신 관리에 활용됩니다. 다수의 다낭성난소증후군 환자는 과다 분비된 인슐린이 생식샘 자극 호르몬 분비량을 감소시켜 난임에 영향을 주는 것으로 알려져 있어요. 미오이

---

* International Unit. 호르몬, 비타민, 백신 등 인체에 효력을 일으키는 물질의 양을 나타낸 국제적 단위예요.

노시톨은 세포 간 신호 전달 기능을 강화해 인슐린에 대한 반응성을 높이고 생식샘 자극 호르몬 분비를 정상화해요. 자연 배란을 회복하고 난자의 질을 개선하는 과정에 영향을 미쳐 임신 성공률을 높여주죠.

미오이노시톨은 모든 임신 준비 여성이 챙겨야 하는 영양소가 아니에요. 다낭성난소증후군이 있거나 비만으로 인슐린 저항성이 의심될 때, 그리고 시험관 시술을 받는 난임 여성에게 주로 추천합니다.

** 인슐린은 췌장에서 분비되는 호르몬입니다. 우리가 먹은 음식이 소화되면서 혈중 포도당이 증가하면 췌장에서 인슐린 분비량도 늘어나요. 인슐린이 세포에 도달하면 포도당이 들어가는 통로가 열리면서 혈중 포도당이 세포 안으로 이동해요. 이 과정이 원활하게 이뤄져야 세포에 영양분이 공급되고 혈액 순환도 잘되는데요. 간혹 인슐린이 분비돼도 세포가 인슐린에 반응하지 않기도 해요. 그렇게 되면 포도당의 이동 통로가 열리지 않아 혈중 포도당이 증가하면서 여러 가지 문제가 발생하죠. 이런 상태를 '인슐린 저항성'이 생겼다고 말해요. 세포가 인슐린 호르몬에 원활하게 반응하지 않고 저항한다는 뜻이에요. 인슐린 저항성은 주요한 당뇨병 발병 원인입니다.

임신 관리
Dietary for Pregnant Women

#철분 #칼슘
#비타민A #엽산

임신부는 산모와 태아 두 사람의 건강을 챙겨야 해요. 태아의 성장과 발달에 따라 임신 시기별로 요구량이 커지는 영양소를 챙기는 게 무엇보다 중요해요.

임신 기간은 마지막 생리 주기의 첫째 날부터 42주를 14주 단위로 삼등분해 초기, 중기, 후기로 나눕니다. 임신 시작부터 12주까지 초기에는 태아의 신경관 발달에 필수적인 엽산을 섭취해야 해요. 앞서 '여성 임신 준비'에서 언급한 것처럼 보통 임신 4주 전후에 임신 사실을 알게 되므로 임신 준비기부터 엽산을 섭취하는 게 좋아요.

체중 증가로 늘어난 혈액만큼 헤모글로빈 합성

임신 15주부터 28주까지 임신 중기에는 태아의 성장과 발달에 따라 산모의 체중도 급격히 증가해요. 체중 증가로 늘어난 혈액만큼 적혈구가 증가하지 않으면 철결핍성 빈혈이 생길 수 있어요. 특히 태아가 혈액을 생성하기 위해 산모 혈액 속 철분을 계속 활용하므로 철분 보충이 무엇보다 중요해요. 이 시기에 제대로 관리하지 않으면 임신 중기에서 후기에 빈혈이 생기기 쉽습니다.

철분 보충을 위해서는 평소 식단에서 철분이 많은 음식을 먹는 게 가장 좋아요. 그러나 대개 음식으로 필요한 철분량을 채우지 못하므로 임신 20주부터 하루 30mg씩 철분 보충제를 챙겨 먹어야 해요. 철분제는 흡수율이 낮아 식전에 먹는 걸 권하지만, 속쓰림이 있다면 식후에 먹어도 괜찮아요. 흡수율보다는 꾸준히 먹는 게 더 중요하니까요. 보통 산부인과에서 정기 검진 때마다 혈액검사를 통해 헤모글로빈 수치를 확인하고 필요에 따라 철분제를 처방합니다. 이때 변비나 속쓰림 때문에 철분제를 바꾸기도 하는데, 그런 경우에는 꼭 철분제 함량을 확인해야 해요.

임신 중 철 결핍을 예방하려면 철분 섭취량은 하루 30mg으로도 충분하지만, 헤모글로빈이 11g/dl(데시리터당그램) 이하로 감소해 빈혈로 진단되면 최소 하루 40mg 이상 먹어야 해요. 빈혈이 심하면 하루 100mg 이상 먹기도 합니다. 헴철이 함유된 철분제 등 일부 보충제는 흡수율이 높아 함량이 낮아도 괜찮다고 하지만, 실제 섭취 후 혈액검사 결과를 보면 그렇지 않을 때가 많아요(헴철에 대한 자세한 내용은 '빈혈'을 참고하세요). 임신부용 철분제를 구입할 땐 꼭 함량을 확인해야 합니다.

칼슘은 임신 중 흡수율 증가

임신 중에는 태아의 조직과 골격, 근육과 신경 발달을 위해 칼슘 요구량도 증가해요. 〈2020 한국인 영양소 섭취 기준〉에서는 임신 중에는 호르몬 변화로 평소보다 칼슘 흡수율이 증가한다고 해서 별도로 섭취량을 설정하지 않았어요. 그러나 칼슘은 한국인이 적게 섭취하는 대표적 영양소로 꼽힙니다. 평소 칼슘 섭취가 부족했다면 임신 중에는 적절한 칼슘 보충제나 칼슘이 풍부한 유제품을 챙겨 먹어야 해요. 입덧 등으로 식사를 못 한다면 임신부용 종합비타민을 활용할 수 있어요.

칼슘과 철분을 함께 먹으면 칼슘이 철분의 흡수를 방해해요. 칼슘제를 먹을 때는 철분제나 우유와 최소 2시간 이상 간격을 두고 먹어야 해요. 일반적인 종합영양제에는 흡수율이 떨어지더라도 영양 보충 목적으로 철분과 칼슘을 함께 넣습니다. 하지만 임신 중기에서 후기에 철결핍성 빈혈을 예방하려면 철분 흡수가 중요하므로 섭취법을 잘 지켜야 해요.

비타민A는 과다 섭취하면 기형아 유발

비타민A는 태아의 성장과 발달, 특히 태아의 폐 형성에 중요한 영양소예요. 임신 중에는 비타민A 권장섭취량이 하루 70μg

RAE[*](약 230IU) 증가해요. 〈2020 한국인 영양소 섭취 기준〉에 따르면 19세 이상 성인의 비타민A 상한섭취량은 하루 3,000µg RAE(약 1만 IU)이에요. 이는 음식과 영양 보충제를 통해 얻는 비타민A의 총량을 말해요.

임신 중 비타민A를 과다 섭취하면 사산이나 기형아 출산 위험이 높아요. 이 때문에 영양 보충제로 비타민A는 하루 1,500µg RAE(약 5,000IU) 미만으로 제한하고 있어요. 일반의약품은 모든 비타민A를 함유한 영양 보충제에 '임신부의 비타민A 섭취량은 5,000IU 미만으로 제한한다'라는 문구가 주의사항으로 표시돼요. 건강기능식품은 표시 법규 차이로 이런 내용을 표시하지 않지만, 비타민A 함량이 하루 1,500µg RAE를 넘는다면 동일한 위험성이 있어요. 그럼 임신 중에는 비타민A가 함유된 영양 보충제는 무조건 피해야 할까요? 그렇진 않아요. 〈2020년 국민건강영양조사〉에 따르면 한국 여성의 비타민A 섭취량은 권장섭취량의 약 60%에 불과합니다. 식사를 통해 충분한 비타민A를 얻지 못하고 있다는 뜻이죠. 임신 중에는 비타민A의 생리적 요구량이 증가하므로 건강 관리 목적으로 비타민A가 함유된 종합비타민을 먹어도 괜찮아요.

---

[*]　Microgram Retinol Activity Equivalent, 마이크로그램 레티놀활성당량으로서 비타민A 형태에 따라 체내에서 작용하는 강도(활성)의 차이를 반영한 단위예요.

다만 비타민A가 1,500µg RAE(약 5,000IU) 미만 함유된 보충제를 선택해야 해요. 국내에서 판매되는 종합비타민은 대개 하루 섭취량에 비타민A가 영양 성분 기준치의 100%인 700µg RAE(약 2,300IU)이 들어있어 임신부가 섭취해도 안전해요. 하지만 해외에서 판매되는 종합비타민은 5,000IU 이상 들어있는 보충제도 많아요. 임신 전에 먹던 영양 보충제를 임신 후에도 먹는다면 반드시 비타민A 함량을 확인해야 합니다. 비타민A는 함량 표시 단위로 IU와 µg RAE를 함께 사용해요. 영양 보충제에 함유된 1µg RAE는 3.3333IU와 같아요. 비타민A 함량 표시 단위가 다른 제품의 함량을 비교한다면 이 단위로 통일하여 계산하면 돼요.

산후 비만
Postpartum Obesity

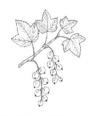

#체지방 감소 유산균

임신 중에는 태아, 태반, 자궁, 양수가 만들어지고 산모의 몸속 지방과 혈액 등이 증가하면서 자연스럽게 체중이 불어납니다. 임신 전에 적정 체중이었더라도 임신 중에는 체중이 평균 11~16kg 늘어나죠. 반면 출산 후에는 태아, 태반, 양수가 빠져나오고 엄마의 몸도 회복되기 시작하면서 체중이 서서히 줄어들어요. 다만 임신 중에 몸속에 쌓인 수분 때문에 단시간에 임신 전 체중으로 돌아가진 않아요. 출산 후 한 달 내외로 산후조리를 제대로 하면 몸이 회복되면서 서서히 이 체중도 빠집니다. 하지만 일부 임산부들은 산후조리 후에도 체중이 빠지지 않거나 더 불기도 하는데요. 이를 산후 비만이라 합니다.

수유 중 다이어트는 신중

산후 비만에 해당하는 사람들은 임신으로 불어난 체중이 그대로 군살이 될 수 있다며 다이어트를 시작해요. 하지만 수유 중 다이어트는 아기의 건강과 직결된 문제이므로 신중해야 합니다. 과도한 다이어트는 임산부의 건강을 해치고 모유의 질을 떨어뜨려 아기의 성장과 발달에 영향을 줄 수 있습니다. 수유 중 다이어트로 건강한 식단과 운동을 권하는 이유예요.

안타깝게도 건강기능식품 원료는 임산부와 수유부를 대상으로 인체적용시험을 할 수 없어 안전성을 판단하기 힘든 부분이 있어요. 하지만 그간의 사용 경험과 한정된 연구 결과 등을 근거로 제시된 섭취 주의 대상에 임산부와 수유부가 없다면 다이어트 영양제를 섭취해도 됩니다. 다만 건강기능식품이 아닌 일반식품은 별도로 임신부 대상 안전성을 평가하거나 표시하지 않아요. 다이어트에 좋다는 일반식품을 선택했다면 꼭 해당 식품의 특징을 살펴본 후 신중하게 선택해야 해요.

체지방 감소 유산균은 수유 중에도 섭취 가능

대표적으로 체지방 감소 유산균은 임산부와 수유부도 먹을 수 있어요. 식약처에서 건강기능식품으로 기능성을 인정한 고시형 원료와 개별인정 원료의 허가 사항을 보면 이 성분은 섭취 주의 대상에 임산부와 수유부가 포함되지 않아요. 체지방 감소 유산균은 우리 몸에 이로운 미생물인 프로바이오틱스에 속하기 때문에, 일반 유산균과 같은 안전성으로 다뤄요.

그러나 가르시니아캄보지아 추출물, 그린커피빈주정 추출물, 녹차 추출물, 보이차 추출물, 시서스 추출물, 자몽 추출물 등 복합물, 콜레우스포스콜리 추출물, 풋사과 추출물 애플페논 등은 섭취 주의 대상에 임산부와 수유부가 포함돼 있어요. 특히 그린커피빈주정 추출물, 녹차 추출물, 보이차 추출물, 자몽 추출물 등 복합물에는 소량이지만 카페인이 함유돼 있어요. 이들 원료는 임신부와 수유부가 섭취하면 커피를 마신 것처럼 아기에게 카페인이 전달돼 불면증이나 예민해지는 증상 등이 나타날 수 있으므로 주의가 필요해요.

고시형 원료와 개별인정 원료의 차이

건강기능식품 원료는 고시형 원료와 개별인정 원료로 나뉘어요. 고시형 원료와 개별인정 원료 모두 동물시험과 인체적용시험을 근거로 식약처에서 기능성을 인정한 원료예요. 차이점이라면 고시형 원료는 별도의 허가 절차 없이 누구나 사용 가능해요. 반면 개별인정 원료는 국내 사용 경험이 없어 별도의 허가 절차가 필요하죠.

고시형 원료는 식약처에서 정한 건강기능식품의 제조 기준과 규격을 통과하면 누구나 사용할 수 있어요. 국내외 사용 경험과 인체적용시험 등 과학적 근거가 풍부해 기능과 지표 성분 기준을 통과하면 기능성에서 차이가 없다는 뜻이에요. 그래서 다수 업체에서 원료를 공급해 개별인정 원료에 비해 가격이 저렴합니다.

개별인정 원료는 국내에서 사용 경험이 없어 식약처에서 개별 심사를 통해 인정한 원료예요. 제조회사가 직접 원료의 평가 기준과 규격을 정하고, 기능성과 안전성을 입증할 수 있는 자료를 제출해야 하죠. 원료의 기능성을 개별적으로 인정받는다는 의미에서 '개별인정 원료'라 해요. 이런 원료는 기능성을 인정받은 제조회사에서 연구에 소요된 기간과 비용 등을 고려해 판매 가격을 정하기 때문에 고시형 원료보다 가격이 비쌉니다.

개별인정 원료는 기능성을 인정받은 날로부터 6년이 지나고, 생산 실적이 있는 '품목제조신고'가 50건 이상이면 고시형 원료로 전환될 수 있어요. 생산 실적이 많다는 건 다수 제품에 활용될 만큼 원료 생산이 안정적이고, 사용 경험도 풍부하다는 뜻이에요. 반대로 개별인정 원료로 허가받은 후 6년이 지나도 원료의 생산성이나 시장성이 안정되지 못하고 제조회사의 수급 조절로 생산 실적이 적다면 장기간 개별인정 원료로 남기도 해요. 개별인정 원료에서 고시형 원료로 전환되면 대부분 원료 가격이 떨어집니다.

참고로 해외에서 판매 사례가 많아도 국내에서 처음 사용된다면 개별인정 원료로 허가받아야 해요. 이 과정에서 발생하는 비용은 고스란히 원료 가격에 반영되죠. 요즘처럼 해외 직접 구입이 활발한 상황에서 같은 원료가 해외보다 국내에서 비싸게 판매되는 이유 중 하나예요.

질염

Vaginitis

#질 건강 유산균

여성의 질에는 젖산을 생성해 유해균 성장을 억제하는 '락토바실러스'라는 유익균과 기타 미생물이 95% 대 5% 비율로 삽니다. 그러나 스트레스, 피로, 약물, 성관계, 잦은 질 세척, 생리 주기, 임신 중 또는 폐경 후 여성 호르몬 변화 등으로 질에 살던 유익균이 감소하면 유해균이 증식해 질염에 걸릴 위험이 커져요. 이럴 때 질 건강 유산균을 먹으면 배변을 할 때 항문으로 나온 유익균이 회음부를 거쳐 질로 들어가 정착하면서 유익균 증식과 유해균 억제에 도움을 줄 수 있어요.

일반 유산균에는 소장과 질에 많이 사는 락토바실러스균과 대장에 많이 사는 비피두스균 등이 들어있어요. 반면 질 건강 유산균에는 질에 많이 사는 락토바실러스균 몇 종만 함유돼 있어요. 일반 유산균과 질 건강 유산균을 함께 먹는 건 크게 문제 되지 않아요. 다만 두 가지를 함께 먹은 후 변이 묽어지거나 복부 팽만감 등 불편 증상이 일주일 이상 이어지면 둘 중 하나만 섭취하는 게 좋습니다.

락토페린은 질 건강 유산균의 질 내 증식 촉진

2022년 7월 기준 국내에서 질 건강 개선 기능성이 인정된 건강기능식품 원료는 '유렉스UREX® 프로바이오틱스', '리스펙타Respecta® 프로바이오틱스' 두 종류입니다. 유렉스 프로바이오틱스는 락토바실러스 루테리 RC-14와 락토바실러스 람노서스 GR-1 두 가지 프로바이오틱스가 합쳐진 원료로서 2014년 기능성을 인정받았어요. 리스펙타 프로바이오틱스는 락토바실러스 아시도필루스 GLA-14(또는 LA-14)와 락토바실러스 람노서스 HN001 두 가지 프로바이오틱스와 락토페린이 합쳐진 원료로서 2019년 기능성이 허가됐어요.

초유에 풍부한 항균물질로서 면역력 개선 효과가 있는 락토페린은 두 종류의 유산균이 단시간에 질 내에서 증식하도록 돕는 프리바이오틱스로 작용해요. 원료별로 허가받은 시기가 달라서 기능성은 차이가 있지만, 기본적으로 질 내 유익균을 증가시켜 질 건강을 돕는 작용 원리는 같습니다.

장 건강 프로바이오틱스 질 건강에도 도움

시중에는 질 건강 기능성이 표시되지 않고 '질 유래 유산균' 또는 '여성 유산균'으로 판매되는 제품이 매우 많아요. 대개 이런 제품은 인체적용시험을 거치지 않은 경우가 많습니다. 질 건강 유산균은 작용 원리가 단순하고 락토바실러스균의 정착성이나 생존 능력이 좋아 섭취 효과는 나쁘지 않아요.

같은 의미로 락토바실러스균이 들어있는 일반 장 건강 프로바이오틱스를 먹어도 질 건강에 도움 될 수 있어요. 장 건강 프로바이오틱스를 먹으면서 특별히 질 관련 불편함이 없다면 여성용 프로바이오틱스나 질 건강 유산균을 추가로 먹을 필요가 없어요. 반대로 장 건강 프로바이오틱스를 먹는데 질 관련 불편함이 있다면 질 건강 프로바이오틱스를 함께 먹는 게 좋아요.

질 건강 유산균은 초등학생도 섭취 가능

국내에서 질 건강 기능성을 인정받은 두 가지 원료에는 락토바실러스만 들어있어요. 그중 하나에는 유산균과 락토페린이 혼합돼 있지만, 락토페린은 초유에서 유래한 성분으로 아이들도 안전하게 섭취 가능해요.

질 건강 유산균의 작용 원리는 매우 단순합니다. 앞서 설명한 것처럼 우리가 먹은 프로바이오틱스가 대변에 섞여 밖으로 나갈 때 항문과 가까운 회음부를 거쳐 유익균이 질로 이동해 정착하는 거죠. 질과 항문의 거리가 약 4cm로 가까워 충분히 가능한 얘기죠. 바꿔 말하면 여성은 남성보다 항문 유해균이 질이나 방광으로 이동할 가능성이 커 방광염이나 질염에 취약해요.

질염이나 방광염을 자주 앓던 여성은 딸이 자신과 같은 문제로 불편함을 겪을까 봐 걱정해요. 이런 사람은 딸과 함께 사용할 수 있는 질 세정제나 질 건강 영양 보충제, 방광 건강 영양 보충제에 많은 관심을 보이는데요. 다른 기능성 원료가 섞여 있지 않고 질 건강 유산균만이 들어있다면 엄마와 초등학생 딸이 함께 먹어도 괜찮아요. 하지만 비타민이나 미네랄이 섞여 있다면 딸의 연령에 적합한 함량인지, 현재 섭취하는 다른 보충제와 중복되는 성분은 없는지 등을 정확히 확인한 후 섭취해야 합니다.

전문적 치료가 필요한 질염

질염은 여성의 생식기인 질이 세균에 감염돼 염증이 생긴 증상을 말해요. 질은 점막에서 윤활액을 분비해 외부 자극으로부터 질 벽을 보호해요. 건강한 질의 분비물은 냄새가 나지 않고, 맑고 투명하거나 묽은 우유색이에요. 배란 전이나 임신 중 호르몬 변화로 분비물 양이 늘어나거나 줄어들면 묽기가 달라질 수 있어요. 그러나 질에 염증이 생기면 질 분비물의 냄새가 심하거나, 외음부의 가려움증이 생기거나, 분비물 색깔이 평소보다 진해져요. 속옷이 젖을 정도로 분비물 양이 증가하기도 하고요.

여성이 자주 앓는 감염성 질염은 세 가지가 있어요. 첫째, 질 분비물이 누런색이나 회색을 띠고 생선 냄새가 나는 세균성 질염이에요. 둘째, 질 분비물이 하얀 치즈 조각과 같고 외음부 가려움증과 작열감이 심한 칸디다 질염이에요. 마지막으로 질 분비물에서 녹황색 거품과 악취가 나고 배뇨 통증이 발생하는 트리코모나스 질염이에요.

이 가운데 질 건강 유산균을 먹으면 가장 효과가 좋은 건 세균성 질염입니다. 인체적용시험과 섭취 후기를 보면 칸디다 질염에도 질 건강 유산균이 도움 될 수 있어요. 하지만 성 매개로 감염되는 트리코모나스 질염은 반드시 파트너와 함께 병원을 방문해야 합니다.

폐경 후에는 여성 호르몬 감소로 질 건조증이나 가려움증 등이 생겨요. 갱년기에 질 점막이 위축되면 질 상피에 서식하는 유익균이 감소하고 유해균이 증가하면서 가려움, 작열감 등을 호소하는 사람이 많아요. 증상이 경미하다면 질 건강 유산균이 도움 될 수 있지만, 성교통이나 질 위축증 등이 심하다면 전문적 치료가 필요합니다.

피로

Fatigue

#비타민B군 #코엔자임큐텐
#철분

나이 들면 아무래도 예전보다 체내 기능이나 항산화 물질 합성 능력이 떨어지기 마련이에요. 이럴 때는 활력 개선 효과가 있는 영양 보충제를 섭취하면 생기를 되찾을 수 있어요.

피로 관리 목적으로 가장 많이 섭취하는 건 비타민B군이 강화된 영양 보충제입니다. 비타민B군은 비타민C(아스코르브산)를 제외한 수용성 비타민을 총칭해요. 비타민B_1(티아민), 비타민B_2(리보플래빈), 비타민B_3(니아신), 비타민B_5(판토텐산), 비타민B_6(피리독신), 비타민B_7(비오틴), 비타민B_9(엽산), 비타민B_{12}(코발라민)의 8종이 여기에 속해요. 주로 체내에서 세포의 물질대사를 돕는 조효소 역할을 하죠. 개별적인 생리적 기능 차이는 있지만, 대개 우리가 음식으로 얻은 3대 영양소인 탄수화물,

단백질, 지방을 에너지로 전환하는 데 필요해요. 비타민B군이 부족하면 우리 몸은 쉽게 피로감을 느껴요. 이런 이유로 비타민 B군은 대표적인 피로 관리 성분으로서 자양 강장 음료와 각종 영양 보충제에 활용됩니다.

집중적 피로 관리에는 비타민B군

비타민B_1은 탄수화물 대사와 에너지 생성에 관여해요. 비타민B_1이 부족하면 생명 활동에 필요한 에너지 공급원인 ATP Adenosibe Triphosphate(아데노신삼인산) 합성이 줄어들고, 피로 물질 젖산이 근육에 쌓여 육체 피로, 근육통, 관절통 등이 심해질 수 있어요.

단백질 이용과 에너지 생성에 관여하는 비타민B_2와 비타민 B_6가 부족하면 구각염, 구순염, 구내염, 설염, 습진, 피부염 등이 자주 발생해요. 평소 피곤할 때 이런 증상이 자주 생긴다면 하루 섭취량에 비타민B_2는 12mg 이상, 비타민B_6는 50mg 이상 들어있는 영양 보충제를 섭취하는 게 좋아요.

노란 소변은 비타민B_2 배출로 나타나는 현상

비타민B군은 빈속에 먹으면 비타민 특유의 냄새와 함께 속쓰림, 소화 불량 등의 위장 장애가 발생할 수 있어요. 특히 체구가 작거나, 소화 기능이 약하거나, 식사량이 적은 사람에게 이런 증상이 자주 나타나는데요. 위장 장애를 피하려면 식후에 먹는 게 좋아요. 만일 식후에 먹어도 소화 불량이나 속쓰림, 비타민 냄새 때문에 괴롭다면 함량이 낮은 보충제를 선택해야 해요. 아무리 함량이 높은 게 좋다고 해도 내게 맞지 않으면 백해무익하니까요. 가끔 제조사별 정제 코팅 차이로 이런 문제가 생기기도 합니다. 정제 코팅의 차이는 영양 보충제를 직접 먹어보지 않는 이상 알 수 없어요. 이럴 때는 다양한 제약회사의 영양 보충제를 취급하는 약국에 상담하는 게 좋아요.

가끔 영양 보충제를 섭취한 후 소변이 노랗게 변했다며 걱정하는 사람이 있어요. 이는 영양 보충제에 포함된 비타민B_2가 소변으로 배출되면서 나타나는 자연스러운 현상이에요. 소변 색깔은 수분 섭취량이나 배출 횟수 등에 따라 달라질 수 있어요. 고함량 비타민B군을 먹으면 소변 색깔이 더 노래질 수 있지만, 섭취를 중단해야 할 만큼 심각한 부작용은 아니에요. 다만 통증과 함께 소변이 눈에 띄게 초록색으로 변했다면 감염 징후일 수 있으므로 전문가 상담이 필요합니다.

나이 들면 코엔자임큐텐 생성량 감소

코엔자임큐텐은 우리 몸에서 생성되는 항산화 물질이자 에너지 생성 과정에 필수적인 조효소입니다. 나이 들면 코엔자임큐텐의 체내 합성량이 감소하면서 세포 손상이 늘어나고 에너지 생성 기능이 떨어져 피로감이 증가할 수 있어요. 특히 혈압이나 이상지질혈증 등으로 처방 의약품을 복용하기 시작하는 중년일수록 이런 현상이 두드러져요. 이는 혈압과 혈중 콜레스테롤을 낮추기 위해 사용되는 일부 약물이 코엔자임큐텐의 합성량을 줄이거나 소모량을 증가시키는 데 영향을 주기 때문이에요.

동일한 운동량에도 중년에 접어들어 피로감이 더 크다면 코엔자임큐텐이 도움 될 수 있어요. 다만 체중 감소나 무기력증 등 다른 증상이 동반된 피로라면 건강의 적신호일 수 있으므로 역시 전문가와 상의하는 게 좋습니다.

생리량이 많은 여성의 피로 관리에는 철분

철분은 온몸 구석구석 산소를 전달하는 헤모글로빈의 구성성분입니다. 철분이 부족하면 혈중 헤모글로빈 수치가 떨어지고 산소 전달이 원활하지 않아 피로감이 증가할 수 있어요. 이럴 때는 에너지 생성을 돕는 비타민B군을 열심히 섭취해도 피로가 말끔하게 해소되지 않죠. 생리량이 많거나 생리 주기가 길어서 철분 소모량이 많은 여성이라면 더욱 그렇습니다.

앞서 말한 것처럼 성인 여성은 혈액검사에서 헤모글로빈 수치가 12g/dl, 임산부는 11g/dl 미만인 경우를 빈혈로 정의해요. 최근 혈액검사에서 헤모글로빈 수치가 이보다 낮고, 피로와 함께 가슴 두근거림, 두통, 손발 저림, 어지럼증 등을 경험한다면 적정량의 철분 섭취가 피로 관리에 도움을 줄 수 있어요.

여성 갱년기
Menopause

#홍삼 #백수오 #피크노제놀
#락토바실러스 아시도필루스 YT1

여성의 난소는 35세 이후부터 기능이 약해지기 시작합니다. 40세 중반을 넘기면 생리 주기가 눈에 띄게 변할 만큼 여성 호르몬 분비량이 줄면서 서서히 폐경을 맞게 돼요. 의학적으로 '폐경'은 생리가 완전히 정지된 후 1년이 지난 때를 말하고, '갱년기' 또는 '폐경기'란 폐경 전후 시기를 뜻해요. 갱년기 여성 호르몬 감소로 경험하는 다양한 불편 증상을 통틀어 '갱년기 장애'라고 합니다.

갱년기 장애가 지속되는 기간과 강도는 개인마다 편차가 있어요. 심한 경우 10년 이상 갱년기 장애로 고생하기도 해요. 장기간 이어지는 갱년기 증상은 삶의 질을 떨어뜨리고 심리적 증상이 심하면 우울증으로 이어지기도 해요. 갱년기는 모든 여성이 겪지만, 갱년기 장애는 모든 여성에게 같은 모습으로 나타나지 않습니다. 만일 갱년기 증상이 삶을 방해한다면 불편 증상을 개선하기 위한 노력이 필요해요.

갱년기 치료의 핵심은 호르몬 대체 요법

앞서 말한 것처럼 폐경은 마지막 생리 후 1년 동안 생리가 없을 때 진단됩니다. 한국 여성의 폐경 나이는 평균 만 49.7세이지만, 발생 시기는 만 45~55세로 개인차가 커요. 폐경이 다가오면 생리 주기 변화 이외에도 안면홍조, 질 건조증, 근육통, 피로감, 우울감 등 다양한 갱년기 증상을 경험해요. 주된 원인은 난소 기능 저하에 따른 여성 호르몬 감소이지만, 흡연·스트레스·고혈압·당뇨 등으로 증상이 악화하기도 해요.

갱년기는 여성 호르몬 감소가 주된 원인인 만큼 '호르몬 대체 요법'이 치료의 핵심으로 강조되지만, 호르몬 대체 요법에 대한 잘못된 인식 때문에 산부인과 방문 자체를 꺼리는 사람이 많아요. 갱년기 치료제로 판매되는 일반의약품이나 갱년기 여성 건강에 도움 된다고 광고하는 건강기능식품은 폐경 이후 변화된 여성의 건강을 책임지기 어려운 부분이 있어요. 특히 만 40세 이전에 폐경을 경험하는 '조기 폐경' 여성이나, 만 45세 이전에 폐경이 오는 '이른 폐경' 여성은 일반적인 폐경 여성과 다른 치료적 접근이 필요합니다.

배부른 영양 결핍자

안면홍조 등 일부 증상은 관리 가능

일반의약품은 약국에서 처방전 없이 구입할 수 있어요. 일반 의약품의 치료 범위는 제품 라벨에 표시된 효능 효과를 확인하면 알 수 있습니다. 일례로 갱년기 치료 일반의약품 1위 제품의 효능 효과를 보면 첫 번째로 홍조·땀이 남, 두 번째로 정신적 긴장·신경과민·집중력 부족·불면·불안 또는 우울 증상, 세 번째로 생리 전의 불쾌감을 완화한다고 표시돼 있어요. 갱년기에는 안면홍조, 가슴 두근거림, 근육통, 수면 장애, 질 건조감 등의 신체적 증상과 함께 심한 기분 변화, 불안감, 우울감, 건망증, 자신감 상실 등 심리적 증상이 나타나는데 일반의약품 갱년기 치료제는 이 가운데 일부만 치료할 수 있다는 뜻이죠.

그럼 갱년기 여성 건강기능식품은 어떨까요? 건강기능식품은 표시 법규 차이로 질병의 특징적인 징후나 증상을 표기할 수 없어요. 기능성 또한 일반의약품처럼 '특정 증상 개선'이 아닌 '갱년기 여성 건강에 도움을 줄 수 있음'이라는 광범위한 내용으로 표시되죠. 석류 농축액, 피크노제놀-프랑스해안송껍질 추출물(이하 '피크노제놀'), 회화나무 열매 추출물 등 다양한 갱년기 여성 건강 기능성 원료의 연구 결과를 보면 조금씩 차이가 있는데 이 부분을 명시할 수 없어요. 그래서 누구는 A라는 원료가 함유된 제품을 섭취하고 안면홍조가 나아졌다고 하지만 누구는 그렇지 않습니다.

석류 추출물 등은 여성 호르몬 유사 성분 함유

갱년기 여성 건강에 도움을 줄 수 있는 영양 보충제에도 다양한 종류가 있어요. 홍삼, 백수오, 피크노제놀이 들어있거나 갱년기 유산균으로 널리 알려진 락토바실러스 아시도필루스 YT1을 주성분으로 하는 보충제는 자궁근종, 자궁내막증 등 여성 호르몬에 예민한 질환을 앓고 있는 사람도 안심하고 먹을 수 있어요.

하지만 석류 추출물(석류 농축 분말), 대두 추출물, 회화나무 열매 추출물이 함유된 영양 보충제는 먹지 않는 게 좋아요. 그 이유는 이런 원료의 핵심 성분이 여성 호르몬과 구조가 유사하기 때문입니다. 갱년기에 줄어드는 여성 호르몬의 역할을 보완해 건강 관리에 도움을 줄 수도 있지만, 이로 인해 자궁근종 성장을 자극할 수도 있어요. 여성 호르몬에 예민한 여성은 제품 라벨에 '에스트로겐에 민감한 사람은 섭취 주의'라는 문구가 쓰인 갱년기 영양 보충제는 피해야 해요.

홍삼, 피크노제놀, 갱년기 유산균 등을 주성분으로 하는 갱년기 영양 보충제라도 부원료*로 석류 추출물, 회화나무 열매 추출물 등이 들어있다면 여성 호르몬에 예민한 여성에게 안전하지 않아요. 일반적으로 부원료는 적은 용량이 들어있지만, 개인

---

* 건강기능식품의 제품 정보에서 '원료명 및 함량'에는 적혀 있지만, '영양 기능 정보'에 특별한 내용이 표시되지 않은 원료를 말해요.

차로 자궁근종 성장에 영향을 줄 수 있어요. 여성 호르몬 관련 질환이 있다면 석류 추출물 등이 부원료로 포함되지 않은 갱년기 영양 보충제를 선택하는 게 안전합니다.

갱년기 자가진단법

갱년기 건강기능식품을 선택할 때는 자신의 갱년기 장애가 어느 정도 수준인지 확인하는 지혜가 필요해요. 가장 널리 활용되는 지표는 허버트 쿠퍼만 뉴욕대학 의대 교수가 개발한 '쿠퍼만 지수 Kupperman Index'입니다. 쿠퍼만 지수는 대표적인 갱년기 증상을 점수로 측정해 갱년기 장애의 정도와 특징을 파악하는 진단법이에요. 안면홍조, 발한, 불면증, 신경질, 우울증, 현기증, 피로감, 관절통과 근육통, 두통, 가슴 두근거림, 그리고 질 건조증과 분비물 감소의 열한 가지 증상을 평가해요.

증상의 경중을 반영하기 위해 안면홍조는 4점, 발한·불면증·신경질은 2점, 나머지는 1점의 가중치를 매겨 총 51점으로 계산합니다. 점수가 높을수록 갱년기 장애가 심각하다고 간주해요. 중증도의 증상이라면 건강기능식품으로 관리할 수 있지만, 심한 상태라면 전문가 상담을 권해요.

갱년기 자가 점검표(KI)

번호	증상	건강 상태 정도				
		없다	약간	보통	심함	매우 심함
1	안면홍조, 발한	0	1	2	3	4
2	가슴 두근거림	0	1	2	3	4
3	불면증	0	1	2	3	4
4	우울증	0	1	2	3	4
5	신경질	0	1	2	3	4
6	공황 상태	0	1	2	3	4
7	피로감(신체적·정신적)	0	1	2	3	4
8	성관계 불편	0	1	2	3	4
9	배뇨 이상	0	1	2	3	4
10	질 건조감	0	1	2	3	4
11	관절, 근육 불편감	0	1	2	3	4
기준 점수	-5~10점: 경미한 갱년기 상태 -10~15점: 중증도의 갱년기 상태 -15점 이상: 심한 상태	나의 갱년기 점수				

자료: 식품의약품안전평가원

갑상샘기능저하증

Hypothyroidism

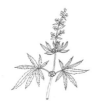

#레보티록신
#셀레늄

갑상샘은 목의 앞쪽 중앙에 있는 나비 모양의 내분비기관이에요. 갑상샘 호르몬을 분비해 신진대사를 유지하고 체온을 조절하는 등 우리 몸의 여러 기능을 제어하죠. 갑상샘저하증이라고도 하는 갑상샘기능저하증은 갑상샘 호르몬이 충분히 분비되지 않는 질환을 말해요. 갑상샘저하증에 걸리면 대사 기능이 정상적으로 작동하지 않아 추위에 더 예민해져요. 평소 몸에 열이 많아 겨울에도 얇은 옷만 입던 사람이 갑자기 추위를 호소하기도 하죠. 식욕이 없어 식사를 거의 못 했는데도 에너지 대사가 감소해 체중이 불어요. 개인차가 있지만, 며칠간의 휴식으로 회복되지 않는 피로감과 무기력감은 갑상샘저하증의 대표적 증상입니다.

가장 흔한 원인은 갑상샘의 호르몬 생성 감소

우리 몸에서 갑상샘 호르몬이 감소하는 원인은 두 가지예요. 하나는, 갑상샘 자체에 문제가 생겨 호르몬 생성이 줄어드는 경우예요. 다른 하나는, 갑상샘에서 호르몬을 만들도록 자극하는 신호에 문제가 생겨 호르몬 생성이 줄어드는 경우예요. 가장 흔한 질환은 하시모토갑상샘염으로서 갑상샘 기능이 손상돼 갑상샘에서 호르몬 생성이 줄어들게 돼요. 하시모토갑상샘염은 자가면역성 갑상샘염입니다. 면역 체계 이상으로 우리 몸을 지키는 면역 세포가 갑상샘을 공격하는 바람에 갑상샘이 전체적으로 커지면서 제 기능을 잃게 되죠. 하시모토갑상샘염은 남성보다 여성이 10배 이상 많이 경험하는데, 특히 중년 여성에게 자주 발생해요.

레보티록신은 갑상샘 호르몬을 정상 범위로 보충

갑상샘저하증을 치료하는 약물의 주성분은 '레보티록신'이에요. 레보티록신은 갑상샘저하증이나 갑상샘암 수술 후 현저하게 떨어진 갑상샘 호르몬을 정상 범위로 보충해줍니다. 어린이의 정상적인 성장과 발달을 돕고 성인의 대사 기능을 원활하게 유지해주기도 해요.

갑상샘저하증 치료제는 칼슘제와 최소 4시간 이상 간격을 두고 복용해야 합니다. 칼슘제가 갑상샘저하증 치료제의 흡수를 방해하기 때문이에요. 칼슘제 외에 마그네슘, 아연, 철분 등의 미네랄도 갑상샘저하증 치료제 흡수율을 떨어뜨려요. 이런 이유로 종합비타민 등의 영양 보충제는 갑상샘저하증 치료제와 따로 먹는 게 좋아요. 갑상샘저하증 치료제는 영양소의 성분 함량이 낮아 음식물이 흡수를 방해할 수 있으므로 아침 공복에 복용하고, 칼슘제는 오후 또는 저녁에 먹으면 4시간 이상 간격을 둘 수 있어요.

셀레늄은 과산화수소로 인한 갑상샘 세포 손상 방지

체내 여러 가지 대사 작용에 필수적인 미량 무기질이며 항산화 물질인 셀레늄이 갑상샘에 중요한 이유는 세 가지를 들 수 있습니다. 첫째, 갑상샘은 다른 조직에 비해 단위 무게당 셀레늄 함량이 높아요. 둘째, 갑상샘 호르몬 티록신Thyroxine, T4을 활성형 트리요오드티로닌Triiodothyronine, T3으로 전환하는 효소 작용에 셀레늄이 필요해요. 마지막으로 셀레늄은 갑상샘 세포를 보호하는 항산화 물질 글루타치온 작용에 필요해요. 글루타치온은 '환원형(산화되기 전 상태)'에서 '산화형(산화된 후 상태)'으로 바뀌면서 세포의 손상을 막아요. 이때 셀레늄을 함유한 글루타치온 과산화효소Glutathione Peroxidase가 꼭 필요하죠. 이 같은 세 가지 이유에서 셀레늄은 갑상샘 호르몬 대사를 돕지만, 갑상샘저하증을 완전히 차단하진 못합니다.

갑상샘저하증은 주로 하시모토갑상샘염에 의한 갑상샘 세포 파괴로 발생해요. 앞서 설명한 것처럼 하시모토갑상샘염은 우리 몸을 보호해야 할 면역 세포가 바이러스로 착각하고 갑상샘을 공격하는 자가면역 반응과 연관되는데, 그 원인은 불명확해요. 그러나 셀레늄이 갑상샘에서 수행하는 다양한 기능을 고려할 때 갑상샘 건강 관리에 도움 될 수 있어요. 19세 이상 성인을 기준으로 셀레늄은 하루 상한섭취량 400μg 이내에서 안전하게 활용 가능합니다.

갑상샘기능항진증

Hyperthyroidism

#요오드

갑상샘저하증이 갑상샘 호르몬이 정상보다 적게 분비돼 발생했다면, 갑상샘항진증이라고도 하는 갑상샘기능항진증은 반대로 갑상샘 호르몬이 정상보다 많이 분비돼 전반적인 장기 기능이 항진되는 질환이에요. 가만히 앉아 있어도 심하게 뛰는 것처럼 심장 박동 수가 빨라지고 숨이 차기도 해요. 식욕이 늘었는데도 에너지 대사가 증가해 체중은 감소합니다. 심리적인 부분에도 문제가 생겨요. 감정 변화가 심하고 예민해지며 불면증도 나타나요. 위장 운동 속도에도 문제가 생겨 설사나 변비가 나타나고, 피부가 건조해지며 땀이 많이 나요. 여성의 경우 생리량이 눈에 띄게 줄거나 아예 없어질 수 있습니다.

갑상샘항진증 환자는 고함량 요오드 섭취 주의

신진대사를 돕는 미네랄의 하나인 요오드는 갑상샘 호르몬의 구성 성분입니다. 요오드가 결핍되면 갑상샘 호르몬이 정상적으로 생성되지 못해 각종 체내 대사에 문제가 생겨요. 체내 요오드의 70~80%는 갑상샘에 존재해요. 갑상샘은 상황에 따라 유연하게 요오드 생성량을 조절할 수 있어요.

요오드의 상한섭취량은 하루 2,400µg으로서 건강한 사람이 요오드가 함유된 영양 보충제를 먹는 건 크게 문제 되지 않아요. 그러나 갑상샘항진증 치료를 위해 갑상샘 호르몬의 혈중 농도를 낮추는 약물을 복용하고 있다면 사정이 달라집니다. 특히 김, 다시마, 미역 등의 해조류와 해산물, 달걀 등에서 요오드를 풍부하게 섭취하는 한국인의 식단을 고려하면 갑상샘 질환자의 요오드 영양 보충제 섭취는 주의가 필요해요.

갑상샘항진증 치료제와 함께 고함량 요오드를 섭취하면 오히려 급격한 갑상샘 호르몬 감소로 갑상샘저하증을 유발할 수 있습니다. 요오드를 고함량 섭취하면 일시적으로 갑상샘 호르몬 생성과 분비가 억제되면서 갑상샘 호르몬의 혈중 농도가 낮아져요. 다시 갑상샘 호르몬이 생성되고 요오드가 이용되기 시작하면 갑상샘 호르몬의 혈중 농도가 높아지는데, 갑상샘 기능에 이상이 생기면 이런 과정이 정상적으로 진행되지 않죠.

같은 이유로 갑상샘저하증을 앓고 있는 사람 또한 요오드가 함유된 영양 보충제는 피하는 게 좋습니다. 일반적으로 종합영양제에 함유된 요오드 함량은 하루 권장섭취량인 150μg 정도지만, 식단에서 얻는 요오드가 부족하지 않은 상황에서 요오드 영양 보충제 섭취는 긍정적인 측면보다 부정적인 측면이 더 클 수 있어요.

해외 영양 보충제 구입할 땐 반드시 요오드 함유 여부 확인

〈2020년 국민건강영양조사〉 결과에 따르면 한국인의 요오드 평균섭취량은 하루 417μg입니다. 19세 이상 성인 권장섭취량인 하루 150μg의 3배 가까이 돼요. 이는 태아와 영아의 발달과 성장 정도에 따라 증가하는 임산부의 권장섭취량인 하루 240μg, 수유부 하루 340μg을 넘어설 만큼 충분한 양이에요.

미국인의 요오드 섭취 현황은 한국인과 다릅니다. FDA는 식습관 변화를 반영해 방사능물질, 잔류농약, 산업오염물질 등에 초점을 맞춘 총식이조사TDS, Total Diet Study를 실시하고 있어요. 이에 따르면 미국인의 요오드 평균섭취량은 하루 216μg으로 한국인의 성인 권장섭취량인 하루 150μg을 초과해요. 미국 임신부의 권장섭취량이 하루 220μg, 수유부는 하루 290μg인 점을 고려하면 이는 오히려 조금 부족한 양이죠.

이 조사에는 미국 가정에서 흔히 쓰는 요오드가 첨가된 소금Iodized Salt 등으로 얻는 요오드의 양이 포함되지 않아 실제 먹는 양보다 낮게 평가된 면이 있어요. 하지만 기본적인 음식 특성은 물론 소금의 미네랄 성분과 활용도 면에서 한국과는 달라요.

식습관 차이 때문에 한국에서는 요오드가 함유된 영양 보충제가 적은 반면, 미국을 포함해 해외에서는 영양 보충제와 종합비타민 등에 요오드가 매우 흔하게 활용되죠. 이런 이유로 한국의 갑상샘 질환자가 해외 영양 보충제를 구입할 때는 반드시 요오드 함유 여부를 확인해야 합니다.

갑상샘기능항진증에도 도움 되는 셀레늄

국내외에서 갑상샘 건강 기능성이 명확히 인정된 원료는 없습니다. 그래서 갑상샘 질환자를 대상으로 한 일부 연구 자료를 참고해 영양 보충제 성분과 함량을 설계해요. 국내에서는 이렇게 만들어진 영양 보충제가 갑상샘 질환자를 위해 판매되고 있어요. 전반적으로 함량도 안전하고, 갑상샘 보호 목적으로 항산화 기능을 높이고 염증을 억제하는 데 도움 되는 성분이 들어있어요.

이런 성분으로 구성된 영양 보충제는 갑상샘항진증이 있는 사람도 활용할 수 있어요. 갑상샘 호르몬 합성 효소의 구성 성분인 셀레늄은 갑상샘저하증이 있는 사람에게 중요하지만, 갑상샘항진증이 있는 사람에게도 도움 될 수 있어요. 특히 셀레늄이 결핍된 갑상샘항진증 환자는 안구 돌출을 비롯해 여러 증상의 개선 속도를 높이는 것으로 평가돼요. 셀레늄은 적은 양으로 생리적 기능을 수행하는 미네랄이므로 무조건 많이 먹는 건 좋지 않아요. 현재까지 연구된 바에 따르면 하루 200μg 정도 섭취하면 큰 문제 없이 갑상샘 기능과 증상 개선에 도움을 주는 것으로 알려져 있어요.

그렇더라도 갑상샘 질환을 예방하기 위해 영양 보충제를 활용하는 건 안전하지 않습니다. 갑상샘 질환이 의심되거나 또는 현재 앓고 있는데 체력 관리용 영양 보충제를 섭취한다면 활력 개선과 갑상샘 보호 목적으로 활용 가능해요. 갑상샘 질환 관리 목적으로 상한섭취량 이상 고함량 요오드를 섭취하기도 해요. 학계에서 폭넓게 인정된 방법은 아니고 일부 전문가 사이에서 활용되고 있는데요. 일반인도 누구나 시도할 수 있는 안전한 방법으로 제안하긴 어렵습니다.

일반적으로 갑상샘과 신장 기능이 정상일 때 일시적인 요오

국내 갑상샘 건강 관리용 영양 보충제의 성분 예시

성분	함량(1일 섭취량 2캡슐당)
셀레늄	200μg
비타민D	2,000IU
EPA와 DHA의 합계	1,000mg
비타민A	700μg RE
마그네슘	100mg
아연	12mg
비타민E	20mg a-TE(30IU)

※건강기능식품으로 갑상샘 건강 개선 기능성이 허가된 건 아닙니다

드 과다 섭취는 크게 문제 되지 않아요. 하지만 갑상샘이나 신장 건강에 문제가 있는 사람이 고함량 요오드 섭취를 고민한다면 반드시 해당 치료 경험이 있는 전문가와 상담해야 합니다.

골다공증
Osteoporosis

#칼슘
#비타민D

칼슘은 뼈와 치아를 구성하고 근육과 세포, 신경이 원활하게 움직이도록 돕는 영양소입니다. 나이 들면 소화기 건강도 약해져 칼슘의 흡수력이 떨어지고 뼈의 대사 능력이 저하돼요. 특히 여성은 폐경 후 여성 호르몬 감소로 뼈를 파괴하는 세포가 활성화되면서 남성보다 골다공증 발생 위험이 커요. 이 시기 여성에게 칼슘 섭취를 강조하는 이유예요.

그렇다고 칼슘을 과다 섭취하는 것도 좋지 않습니다. 혈중 칼슘은 매우 좁은 범위에서 조절돼요. 칼슘 과다 섭취로 혈중 칼슘이 갑자기 늘어나면 우리 몸은 칼슘을 줄이기 위해 부드러운 혈관으로 칼슘을 이동시켜요. 이 과정이 반복되면 혈관이 딱딱해지면서 심혈관 질환 발생 위험이 커지는 등의 부작용이 생길

연령별 칼슘 권장섭취량

성별	연령(세)	권장섭취량(mg/일)
남성	6~8	700
	9~11	800
	12~14	1,000
	15~18	900
	19~29	800
	30~49	800
	50~64	750
	65~74	700
	75 이상	700
여성	6~8	700
	9~11	800
	12~24	900
	15~18	800
	19~29	700
	30~49	700
	50~64	800
	65~74	800
	75 이상	800

※여성과 남성은 골격과 호르몬 변화 등의 차이로 같은 나이라도 권장섭취량이 다릅니다

자료: <2020년 한국인 영양소 섭취 기준>

수 있어요. 이런 이유로 칼슘의 하루 권장섭취량을 정해두고 있습니다. 〈2020 한국인 영양소 섭취 기준〉에 따르면 19세 이상

성인의 칼슘 권장섭취량은 하루 700~800mg이에요.

칼슘 섭취량 부족은 골밀도 형성에 영향

칼슘은 한국인에게 특히 부족한 영양소 중 하나예요. 〈2020년 국민건강영양조사〉에 따르면 남성은 권장량의 68%, 여성은 61%의 칼슘을 섭취하는 것으로 나타났어요. 19~49세 여성은 하루 권장섭취량 700mg 대비 약 280mg이 부족합니다. 이 정도 용량은 우유 한 잔이면 충분히 채울 수 있어요. 일반적으로 정상적인 식사를 하고, 하루 한두 차례 유제품을 먹는 사람은 칼슘을 충분하게 섭취한다고 봐요. 하지만 평소 유제품을 즐기지 않는 사람이라면 조사 결과처럼 칼슘을 권장섭취량보다 적게 섭취한다고 할 수 있어요.

권장량의 칼슘을 섭취하지 않으면 연령대에 맞는 최대 골밀도가 형성되지 않아 향후 골다공증에 걸릴 위험이 큽니다. 인간의 골밀도는 10대 청소년기에 가장 크게 증가하고 30세 중반부터 서서히 감소해요. 골다공증 예방을 위해 가장 중요한 시기는 골밀도가 상승하는 10~20대예요. 이후에는 권장량의 칼슘을 섭취해 연령대에 맞는 골밀도 '감소 속도'를 유지하는 거죠. 바꿔 말하면 젊은 시절의 골밀도만큼 높이기 위해 칼슘을 챙기는 게 아닙니다. 골다공증은 연령대별 적정 수치보다 골밀도가 빠르게 감소해 골절 위험이 커지는 증상이라 할 수 있어요. 특히 여성은 폐경 이후 뼈를 분해하고 흡수하는 파골 세포의 활동성

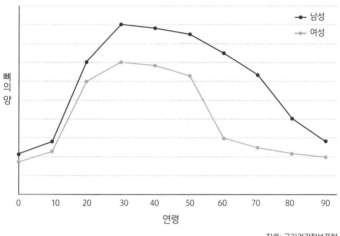

연령별 골질량 변화

뼈의 양

연령

자료: 국가건강정보포털

이 높아져 남성보다 빠른 속도로 골밀도가 감소하므로 철저한 관리가 필요해요.

일반적 상황에서 고함량 칼슘 섭취는 위험

대표적인 칼슘 함유 식품에는 우유, 치즈, 요구르트와 같은 유제품이 있습니다. 골다공증을 막으려면 유제품은 물론 멸치, 두부, 브로콜리, 케일 등 칼슘이 풍부한 음식을 챙겨 먹어야 해요. 식사로 부족하다면 칼슘 영양 보충제를 섭취하는 것도 좋은 방법이에요.

하루 300mg 내외 칼슘 영양 보충제를 먹는 건 안전하고, 다이어트로 식사량이 적을 땐 용량을 늘릴 수 있어요. 칼슘 영양 보충제의 위험성은 '먹는 양'에서 결정되는 만큼, 우유 한두 잔 분량의 칼슘을 영양 보충제로 보충하는 건 괜찮아요. 하지만 칼슘 권장섭취량을 100% 영양 보충제로 채우는 건 권하지 않아요. 골다공증 치료를 위해서는 고함량 칼슘 보충제를 활용하지만, 일반적 상황에서는 위험성이 높습니다.

칼슘이 뼈로 원활하게 이동할 수 있도록 돕는 비타민D를 함께 먹는 것도 좋아요. 보통 하루 400~800IU의 비타민D를 섭취하는데, 비타민D 결핍 증상이 나타나면 하루 1,000~2,000IU를 섭취하는 것도 가능해요. 비타민D의 상한섭취량은 하루 4,000IU지만, 지용성 비타민으로 체내에 저장돼요. 심각한 비타민D 결핍이 아니면 장기간 영양 보충제로 상한섭취량을 채우는 건 권하지 않아요.

건강기능식품의 모든 정보는 제품 라벨에 표시됩니다. 보관 방법이나 소비기한 등 쉽게 해석 가능한 정보는 제외하고 설명이 필요한 것들을 위주로 살펴보겠습니다.

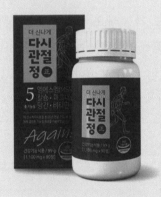

제품명

제품 이름이 표시돼요. 제품이 유명해지면 짧게 줄여서 부르기도 하지만, 제품 앞면과 뒷면 등 표시사항을 적는 부분에는 허가 사항에 적힌 정확한 제품명을 표시해요. 제품명 아래에는 작은 글씨로 제품의 특장점을 함께 표시할 수 있어요.

건강기능식품 표시

일반식품과 건강기능식품을 구분하는 표시예요. 제품 앞면에는 건강기능식품 표시 도안과 문구가 반드시 들어가야 해요. 건강기능식품 표시 도안이나 문구가 없는 제품은 일반식품이에요.

원료명 및 함량

제품에 함유된 모든 원료가 표시돼요. 영양 기능 정보에 표시되지 않는 부원료를 포함해 맛 분말이나 향료 등도 모두 표시해야 합니다. 여기서 섭취 시 알레르기가 생기는 원료를 파악할 수 있어요. 주원료의 함량은 영양 기능 정보란에서 확인할 수

[원료명 및 함량] 엠에스엠, 탄산칼슘, 산화마그네슘, 해조칼슘, 황산망간, 비타민D₃ 혼합제제[비타민D₃, 아라비아검, 자당, 옥수수전분, 가공유지(팜유), 이산화규소, 비타민E], 결정셀룰로스, 혼합제제(산화전분, 말토덱스트린), 히드록시프로필메틸셀룰로스, 가교카복시메틸셀룰로스나트륨, 카복시메틸셀룰로스칼슘, 스테아린산, 이산화규소, 스테아린산마그네슘, 글리세린지방산에스테르, N-아세틸글루코사민, 동결건조녹색입홍합분말, 상어연골분말, 아미노산혼합제제(L-페닐알라닌, L-로이신, L-메티오닌, L-라이신염산염, 팔라티노스, L-이소로이신, L-히스티딘, L-발린, L-트레오닌, L-트립토판), 치커리추출물분말
새우, 조개류(홍합) 함유
[내포장재질] 병 : 고밀도폴리에틸렌(HDPE), 뚜껑 : 폴리프로필렌(PP) [제조원] (주)한풍네이처팜 / 전라북도 완주군 봉동읍 테크노밸리2로 91 [유통전문판매원] (주)더신나게 / 경기도 부천시 상동로87 가나베스트타운쓰리 8층 803호 [반품 및 교환처] 구입처 [소비자 상담실] 1588-6813

[섭취량 및 섭취방법] 1일 1회, 1회 3정을 물과 함께 섭취하십시오. [보관방법] 개봉 후에는 공기의 노출을 최대한 차단하여 보관하십시오. 고온다습(30℃ 이상, 상대습도 75% 이상), 직사광선을 피하여 서늘한 곳에 보관하십시오.
[섭취 시 주의 사항] 특이체질, 알레르기 체질의 경우에는 간혹 개인에 따라 과민반응을 나타낼 수 있으므로 원료를 확인한 후 섭취하십시오. 유통기한을 확인하시기 바라며, 섭취량 및 섭취방법을 준수하시기 바랍니다. 신장질환이 있는 사람은 섭취 전 전문가와 상담하십시오. 고칼슘혈증이 있거나 의약품 복용 시 전문가와 상담하시기 바랍니다. 이상사례 발생 시 섭취를 중단하고 전문가와 상담하시기 바랍니다. ※ 본 제품은 질병의 예방 및 치료를 위한 의약품이 아닙니다. ※ 이상사례 신고는 1577-2488 ※ 본 제품은 공정거래위원회 고시 소비자분쟁해결기준에 의거 교환 또는 보상받을 수 있습니다. ※ 본 제품은 알레르기 발생 가능성이 있는 알류(달걀), 메밀, 우유, 땅콩, 밀, 고등어, 게, 새우, 돼지고기, 복숭아, 토마토, 아황산류, 호두, 쇠고기, 오징어, 조개류(굴, 전복 포함)를 사용한 제품과 같은 제조시설에서 제조하고 있습니다.

있지만, 부원료는 라벨에서 정확한 함량을 확인할 수 없어요. 일부 부원료는 온라인 쇼핑몰의 제품 상세 정보에서도 확인 가능해요. 여기서도 함량 확인이 어렵다면 원료 사용량으로 중요도를 판단해요. '원료명 및 함량'은 함량이 높은 순으로 표시되므로 이를 통해서도 원료의 중요도를 예측할 수 있습니다.

섭취량 및 섭취 방법

건강기능식품은 식품으로 분류되므로 약처럼 '복용'이 아닌 '섭취'라는 단어를 사용합니다. 각 제품은 하루 섭취량을 기준으로 유효 함량이 결정돼요. 같은 함량이라도 섭취 편의성을 높이기 위해 정제나 캡슐 크기를 작게 만들면 하루 섭취량이 다를 수 있어요. 예를 들어 오메가3는 하루 섭취량에 함유된 EPA와 DHA 함량이 1,000mg으로 같아도 캡슐 크기가 작으면 하루 섭취량이 2캡슐로 늘어날 수 있어요.

영양·기능 정보

하루 섭취량에 포함된 열량, 탄수화물, 당류(캡슐, 정제, 환, 분말 형태의 건강기능식품은 제외), 단백질, 지방, 나트륨이 표시돼요. 주성분으로 활용된 비타민과 미네랄 등 각 원료의 기능 성분이나 지표 성분과 함께 기능성 정보가 담겨 있어요.

기능 성분 또는 지표 성분은 원료 품질을 평가하는 기준으로서 원료가 제 기능을 발휘하는 데 핵심적인 역할을 하는 성분을 뜻합니다. 보통 추출물에는 다양한 성분이 섞여 있어 명확한 기능 성분이 밝혀지지 않은 경우도 많아 '지표 성분'이라는 용어를 함께 사용해요. 기능 성분 또는 지표 성분은 영양소가 아니기 때문에 영양 성분 기준에 대한 비율이 표시되지 않아요. 만일 기능성을 나타낼 만큼 충분한 함량이 들어있지 않거나, 식약처에서 기능성을 허가받지 않은 일반식품 원료라면 영양·기능 정보에 내용이 표시되지 않습니다.

영양·기능정보

[엠에스엠(MSM)]관절 및 연골건강에 도움을 줄 수 있음[칼슘]뼈와 치아 형성에 필요/신경과 근육 기능 유지에 필요/정상적인 혈액응고에 필요/골다공증발생 위험 감소에 도움을 줌[마그네슘]에너지 이용에 필요/신경과 근육 기능 유지에 필요[망간]뼈 형성에 필요/에너지 이용에 필요/유해산소로부터 세포를 보호하는데 필요[비타민D]칼슘과 인이 흡수되고 이용되는데 필요/뼈의 형성과 유지에 필요/골다공증발생 위험 감소에 도움을 줌

1일 섭취량 : 3정(3,300 mg)
1일 섭취량 당 함량 : 열량 10 kcal, 탄수화물 3 g(1 %), 단백질 0 g(0 %), 지방 0 g(0 %), 나트륨 0 mg(0 %), 엠에스엠(MSM) 1500 mg, 칼슘 210 mg(30 %), 마그네슘 100 mg(32 %), 망간 3 mg(100 %), 비타민D 10 μg(100 %)

※()안의 수치는 1일 영양성분가준치에 대한 비율

섭취 시 주의사항

일반적 내용 이외에 원료별로 의무 표시가 규정된 사항도 있어 제품마다 내용이 다릅니다. 건강기능식품 재평가 결과에 따라 내용이 추가되기도 해요. 건강기능식품 재평가에는 기능성 원료로 인정된 후 10년이 지난 원료를 대상으로 하는 주기적 재평가, 새로운 위해 정보 등이 확인됐을 때 하는 상시적 재평가가 있습니다. 예를 들어 프로바이오틱스는 판매량 상승과 함께 이상 반응 보고도 증가해 2017년 상시적 재평가 대상에 포함됐어요. 섭취 후 변비, 설사, 복부 팽만감 등의 이상 반응이 보고된

점을 고려해 모든 프로바이오틱스 제품에 다음과 같은 주의사항을 표시하는 것으로 변경됐습니다. 그 전까지 프로바이오틱스는 특별한 주의사항이 없었어요.

프로바이오틱스 섭취 주의사항

① 만성 질환이 있거나 현재 질병 치료나 약물 복용 중인 분은 반드시 전문의와 상의 후 섭취

② 특이체질, 알레르기 체질의 경우 개인에 따라 과민 반응을 나타낼 수 있으므로 원료 확인 후 섭취

③ 어린이가 함부로 섭취하지 않도록 1일 섭취량과 섭취법 지도

건강기능식품은 하루 섭취량에 포함된 성분 함량이 정확히 표시됩니다. 별도로 먹는 캡슐이나 정제에 따른 성분 함량을 계산할 필요가 없어요. 반면 일반의약품은 1캡슐이나 1정에 들어있는 성분이 표시되기 때문에 하루 섭취량에 따른 함량을 한 번 더 계산해야 해요.

하루 섭취량 기준 성분과 함량

비타민과 미네랄은 어떤 형태의 원료를 사용하느냐에 따라 순수 영양소의 함량이 달라집니다. 건강기능식품의 경우 원료에 상관없이 순수 비타민과 미네랄 함량이 표시되므로 각 성분의 함량을 쉽게 확인할 수 있어요. 반면 원료 함량이 표시되는 일반의약품은 원료 함량 옆에 표시된 각 성분의 함량을 별도로 확인해야 해요. 예를 들어 다음 일반의약품 영양 보충제는 1캡슐에 마그네슘 원료로서 '산화 마그네슘 350mg', '순수 마그네슘 211.09mg'이 들어있어요. 이 제품 1캡슐을 먹으면 마그네슘 함량 211mg 건강기능식품을 먹는 것과 같습니다.

다음의 일반의약품 영양 보충제는 하루 두 번 1캡슐씩 먹어요. 제품 라벨에는 1캡슐에 들어있는 성분과 함량이 표시돼 있

일반의약품 1캡슐당 유효 성분

성분	함량
산화마그네슘(KP)	350mg(마그네슘으로서 211.09mg)
토코페롤아세테이트(KP)	500mg(비타민E로서 500IU)
벤포티아민(비타민B₁, KP)	50mg(티아민염산염으로서 36.15mg)
리보플래빈(비타민B₂, KP)	50mg
니코틴산아미드(비타민B₃, KP)	10mg
피리독신염산염(비타민B₆, KP)	50mg
시아노코발라민(비타민B₁₂, KP)	0.5mg(시아노코발라민으로서 500µg)
감마-오리자놀(KP)	5mg

어요. 따라서 하루에 먹는 영양소의 총량은 각 성분 함량의 두 배로 계산해야 해요. 예를 들어 영양 보충제 1캡슐에 마그네슘이 211.09mg 들어있으므로 2캡슐을 먹으면 약 422mg의 마그네슘을 섭취하게 돼요. 이는 성인의 마그네슘 하루 상한섭취량인 350mg을 초과하는 양이므로 설사나 묽은 변 등의 이상 반응이 나타날 수 있어요.

건강기능식품은 영양소 기능성, 일반의약품은 개선 증상 표시

건강기능식품은 라벨에 영양소의 기능성이 표시돼요. 반면 일반의약품 영양 보충제는 영양소 섭취 시 개선할 수 있는 증상이 표시돼요. 그럼 건강기능식품을 먹으면 일반의약품 영양 보

배부른 영양 결핍자

충제에 적힌 효능 효과를 얻을 수 없을까요? 그렇진 않습니다. 다만 건강기능식품과 일반의약품의 표시와 광고 규정 차이로 건강기능식품은 약처럼 오해할 수 있는 결핍 증상을 명확히 표시할 수 없습니다.

또한 일반의약품 영양 보충제에는 특정 영양소를 섭취하고 나타날 수 있는 이상 반응이 자세히 표시되는 반면 건강기능식품은 이런 내용이 빠져 있어요. 예를 들어 일반의약품 영양 보충제에는 아연이 들어가면 사용상의 주의사항에 이상 반응으로 위장관 장애, 소화 장애, 상복부 통증, 구역, 저혈압, 폐부종, 구토가 표시되지만, 건강기능식품에는 적혀 있지 않아요. 그럼 건강기능식품 영양 보충제를 먹으면 이런 이상 반응이 나타나지 않을까요? 그렇진 않습니다. 유효 성분이 같으므로 이상 반응과 효과도 같아요. 다만 제품이 만들어진 목적이 달라 일반의약품에 비해 건강기능식품은 좀 더 소비자 친화적으로 주의사항을 표시합니다.

대개 건강기능식품을 한 가지만 먹는다면 적정 함량으로 설계되므로 안심해도 돼요. 하지만 두 가지 이상의 영양 보충제를 먹는다면 반드시 중복되는 성분의 함량을 확인해야 합니다. 국내에서 허가된 영양 보충제 성분의 안전한 함량은 〈2020 한국인 영양소 섭취 기준〉이나 '식품안전나라' 건강기능식품 원료의 허가 정보를 통해 확인할 수 있어요.

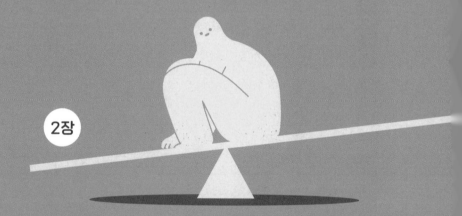

2장

남성 건강

건강한 나날을 위한 아주 특별한 동반자

남성형 탈모
Male Pattern Alopecia

#비오틴 #판토텐산
#케라틴 #약용 효모

탈모 질환에는 우리가 흔히 '대머리'로 부르는 남성형 탈모와 여성형 탈모부터 원형 탈모, 휴지기 탈모 등 여러 가지가 있습니다. 앞머리 선이 M자 모양으로 올라가고 정수리 부위 머리숱이 줄어드는 남성형 탈모는 유전적 요인과 남성 호르몬이 원인으로 작용해요. 주로 가족력이 있는 사람에게 발생할 확률이 높아요. 또한 탈모가 있는 사람은 탈모 부위에서 테스토스테론이 디하이드로테스토스테론DHT으로 과도하게 변환되는 것으로 나타나죠.

남성형 탈모 치료제는 테스토스테론을 디하이드로테스토스테론으로 전환하는 5알파 환원 효소 활동을 억제해 탈모 원인을 관리해요. 탈모 영양 보충제는 모발 성장에 필요한 영양분을 공급합니다. 탈모 원인 치료제와 함께 먹으면 모발이 자라나는 효과가 있지만, 영양 보충제만으로 남성형 탈모를 관리하는 건 불가능해요.

원형 탈모는 치료가 우선, 휴지기 탈모는 영양 보충제가 도움

만일 원형 탈모가 동반된다면 치료가 먼저예요. 다양한 크기의 원형 또는 타원형으로 모발이 빠지는 원형 탈모는 자가면역 질환과 연관돼 있습니다. 제때 치료하지 않으면 모발이 빠지는 면적이 점차 늘어나고 증상이 심해질 수 있어요.

스트레스나 영양 결핍 등과 연관된 휴지기 탈모는 초기부터 먹는 탈모 영양 보충제가 도움 될 수 있습니다. 휴지기 탈모는 대개 원인 자극이 발생하고 2~4개월 후부터 시작돼요. 전체적으로 머리숱이 줄어드는 게 특징이에요. 일부 모발이 생장 기간을 채우지 못하고 휴지기로 넘어가면서 탈락해요. 탈모 원인 자극이 제거되면 수개월에 걸쳐 휴지기 모발이 정상으로 회복되면서 모발 탈락 현상이 점차 감소합니다. 이때 모발 성장에 도움 되는 영양분을 적절하게 공급하면 훨씬 효과적이죠.

탈모 유형에 따라 적절한 관리 방법 선택

탈모 치료제와 영양 보충제의 역할은 다릅니다. 모발이 성장하기 위해서는 두피와 모낭에 적절한 영양분과 산소가 공급돼야 해요. 두피에 바르는 탈모 치료제는 혈관 확장으로 혈액 순환을 개선해 두피와 모발에 영양분을 전달해요.

반면 먹는 탈모 영양 보충제는 모발의 80~90%를 구성하는 단백질 케라틴과 케라틴 합성에 필요한 비타민을 공급해요. 질 좋은 단백질과 비타민B군이 풍부한 약용 효모도 탈모 치료에 활용돼요. 흔히 알고 있는 것처럼 비오틴도 물론 포함됩니다. 비오틴은 유전적 문제가 아닌 이상 단독 섭취로 탈모를 개선하는 경우는 드물어요. 모발 건강 관리 목적이라면 비오틴과 다른 성분이 혼합된 탈모 영양 보충제를 먹는 게 좋습니다.

　일부 탈모 영양 보충제는 온라인 쇼핑몰에서도 구입할 수 있지만, 탈모 치료제는 약국에서만 살 수 있습니다. 특히 남성형 탈모 치료제는 반드시 의사의 처방이 필요해요. 탈모 유형에 따라 영양 보충제나 샴푸보다 전문가 상담이 우선일 때도 있습니다.

　　　　　　　　　　　　　　　　　　　배부른 영양 결핍자

복부 비만
Abdominal Obesity

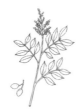

#가르시니아감보지아
#녹차

복부 비만은 체중과 관계없이 복부에 지방이 과도하게 축적된 상태를 말합니다. 우리 몸속 지방은 피부 아래층에 존재하는 피하지방과 장기 주변에 존재하는 내장지방으로 나뉘는데, 복부 비만인 사람은 복부에 내장지방이 과도하게 축적돼 있어요. 인스턴트 음식과 과도한 당분 섭취 같은 잘못된 식습관, 운동 부족, 스트레스 등이 복합적으로 영향을 줍니다.

대한비만학회에 따르면 성인 남성은 허리둘레가 90cm(약 35.4인치) 이상이면 복부 비만에 해당해요. 복부 비만이면 체중이 정상이더라도 인슐린 저항성이 증가하면서 당뇨병 등 만성 질환 발병 위험이 커져요. 나이와 함께 늘어난 뱃살은 꼭 관리해야 합니다.

체지방 감소에 도움 되는 건강기능식품 원료는 크게 네 가지로 나뉘어요. 첫째, 지방 소화와 흡수를 억제하는 원료예요. 둘째, 체지방 합성을 억제하는 원료예요. 셋째, 체지방 분해를 촉진하는 원료예요. 마지막으로 에너지 소비를 유도해 체지방을 감소시키는 원료예요.

가르시니아감보지아는 체지방 감소, 녹차는 에너지 소비 촉진

다이어트를 하는 사람들이 자주 찾는 가르시니아캄보지아 추출물은 우리가 섭취한 탄수화물이 지방으로 합성되는 걸 억제해 체지방 감소에 도움을 줍니다. 체지방이 감소하면 지방 세포에서 분비되는 호르몬에 대한 신체 반응에 변화가 일어나요. 특히 식욕을 소절하는 호르몬 렙틴에 대한 반응이 정상화돼 장기적으로 식욕 관리에도 도움 됩니다. 그렇다고 의사 처방이 필요한 식욕억제제처럼 신경 전달 물질을 조절해 즉각적으로 식욕을 억제하는 건 아니에요. 체지방 감소에 따른 정상적인 생리적 변화가 일어난다고 볼 수 있어요.

녹차 추출물은 주로 교감신경을 활성화해 에너지 소비를 늘립니다. 영양 보충제로 쓰이는 녹차 추출물은 카페인 함량이 매우 낮아요. 하지만 평소 커피를 못 마실 정도로 카페인에 예민하다면 수면 방해를 받을 수 있으므로 주의가 필요해요. 그 외 원료들은 대개 지방 합성을 억제하고 분해를 촉진해 체지방 감소에 도움을 줍니다.

생활 습관 변화가 동반돼야 효과 발휘

체지방 감소에 도움 되는 영양 성분을 장기간 먹으면 뱃살 관리에 도움 될 수 있어요. 다만 식이 조절이 더해지지 않는다면 제 효과를 얻기 어렵습니다. 뱃살 관리를 위해서는 생활 습관 변화가 동반돼야 해요. 예를 들어 야식을 먹는 횟수를 줄이거나 열량이 낮은 음식으로 바꾸는 등의 노력이 필요하죠. 체지방을 감소시키는 건강기능식품 섭취는 보조적 요법이 불과합니다. 주된 요법은 식사의 내용과 양을 조절하고 활동량을 늘리는 것이라는 점을 명심하세요.

중성지방
Triglyceride

#오메가3

중성지방은 체내에서 합성되는 지방의 한 형태로서 장에서 흡수된 지질에 포함돼 있거나 간에서 생성됩니다. 에너지 저장고인 지방 세포에 저장돼 있다가 열량 섭취가 부족하면 분해돼 에너지원으로 사용돼요. 우리가 과도하게 열량을 섭취하면 대사 활동에 소요되고 남은 에너지가 체내에 저장되면서 중성지방이 증가해요. 이런 이유로 식후에 측정한 혈중 중성지방 수치가 공복에 측정한 수치보다 5~10배 이상 높습니다. 혈중 지질 상태를 확인하는 혈액검사 전에 일정 시간 금식하는 것도 이 때문이에요.

혈중 중성지방이 많으면 혈관이 좁아지고 혈관 벽 손상

중성지방은 효율적인 에너지원이지만, 너무 많으면 문제가 됩니다. 혈중 중성지방이 증가하면 여분의 콜레스테롤을 간으로 운반하는 고밀도지단백질HDL 콜레스테롤이 감소하고, 혈관 내 저밀도지단백질LDL 콜레스테롤 입자가 작고 단단하게 변형돼요. 그렇게 되면 혈관 벽에 손상된 LDL 콜레스테롤이 쌓이면서 혈관이 좁아지고 혈관 벽이 손상돼요. 이런 현상이 지속되면 혈액 흐름이 나빠져 뇌경색, 심근경색, 협심증 등이 생길 수 있습니다.

혈중 중성지방 수치는 혈액검사로 확인할 수 있어요. 건강한 사람의 혈중 중성지방 농도는 150mg/dl보다 낮아야 합니다. 150~199mg/dl는 '경계', 200~499mg/dl는 '높음', 그리고 500mg/dl 이상이면 '매우 높음' 단계에 해당해요. 일반적으로 '경계' 단계라면 생활 습관 관리를 권하지만, '높음' 단계와 '매우 높음' 단계라면 약물 치료를 고려해야 해요. 특히 '매우 높음' 단계일 때는 오메가3 지방산 등의 섭취와 함께 전문적 치료가 필요합니다.

질병 치료에도 활용될 만큼 효과 입증된 오메가3

오메가3는 고등어, 삼치, 꽁치, 갈치, 굴비 등 생선에 많이 들어있는 필수 지방산입니다. 체내에서 생성되지 않는 지방산인 EPA와 DHA를 공급해주는 역할을 해요. 오메가3의 효능 효과는 하루 섭취량에 EPA와 DHA가 얼마나 들어있는지에 따라 달라요.

오메가3 효능 효과

EPA와 DHA의 함량	기능성
500~2,000mg	혈중 중성지방과 혈행 개선에 도움을 줄 수 있음
600~1,000mg	건조한 눈을 개선해 눈 건강에 도움을 줄 수 있음
900~2,000mg	기억력 개선에 도움을 줄 수 있음

우리가 영양 보충제나 음식으로 얻은 오메가3는 체내에서 세포막의 구성 성분으로 활용돼 다양한 기능을 합니다. 건강기능식품 기능성을 기준으로 보면 혈행 개선과 혈중 중성지방 감소, 기억력 증진은 물론 눈 건강에도 도움을 줄 수 있어요.

이 가운데 질병 치료 목적으로 활용될 만큼 효능 효과가 입증된 기능성이 바로 혈중 중성지방 감소입니다. 오메가3 지방산은 지방 분해 효소를 활성화하여 중성지방 분해를 촉진하며, 간에서 중성지방 합성을 억제하고 장으로 분비되는 양을 늘려 혈중 중성지방을 감소시켜요. 적절한 식사 관리와 함께 오메가3 지방산을 먹으면 혈중 중성지방 감소에 도움 될 수 있어요.

치료용 오메가3 1g에는 불포화지방산 840mg 함유

오메가3 지방산은 크게 두 종류로 나뉘어요. 식물에서 추출하는 알파리놀렌산과 생선에서 추출하는 EPA와 DHA이에요. 조류에서 추출하는 식물성 EPA와 DHA도 있으나 가격이 비싸고, 생선에서 추출한 것보다 EPA와 DHA 함량이 적어 활용도가 낮아요.

오메가3 지방산의 기능성은 생리적 활성이 높은 EPA와 DHA 함량을 합친 수치를 기준으로 평가해요. EPA는 혈중 콜레스테롤을 낮추고 뇌 기능을 촉진하는 효과가 있고, DHA는 세포막의 유동성을 높여주는 고도의 불포화지방산입니다. 치료 목적으로 활용되는 오메가3 지방산 1g에는 EPA 460mg, DHA 380mg이 들어있어요. 즉 오메가3 지방산 1g에는 음식을 통해 섭취해야 하는 불포화지방산이 840mg 들어있는 거예요. 치료용 오메가3는 하루에 2~4g까지 복용할 수 있어요. 건강기능식품의 경우 국내에서는 오메가3의 핵심 기능성 성분 EPA와 DHA의 합계량을 기준으로 하루 2g까지 섭취 가능합니다. 건강기능식품의 실제 오메가3 섭취량은 각 원료에 함유된 순수 EPA와 DHA의 합계량(원료의 '순도')에 따라 달라져요.

혈중 중성지방 수치에 따라 오메가3 하루 섭취량 달라

미국심장협회는 혈중 중성지방 수치에 따라 오메가3 지방산 하루 섭취량을 제안합니다. 혈중 중성지방 수치를 기준으로 '경계' 단계는 500~1,000mg, '높음' 단계는 1,000~2,000mg, 그리고 '매우 높음' 단계인 500mg/dl 이상은 하루 2,000mg 이상 오메가3 지방산을 섭취해야 해요. 하루 2,000mg 이상 고함량을 섭취할 때는 꼭 전문가와 상의해야 합니다.

고함량의 오메가3 지방산을 활용해 중성지방을 낮추는 과정에서 흔치 않으나 LDL 콜레스테롤 수치가 변동될 수 있어, 필요할 경우 LDL 콜레스테롤 낮추는 약물을 함께 사용하기도 합니다. 혈중 중성지방 수치 '높음' 단계라도 혈압, 혈당 등에 문제가 있거나 고혈압, 당뇨병 등의 가족력이 있다면 병원에서 정확한 상태를 확인한 후 영양 보충제를 먹는 게 좋아요. 오메가3 지방산이 혈중 중성지방 감소에 효과적이긴 하지만, 혈중 중성지방 수치 '높음' 이상이라면 오메가3 지방산만으로는 관리가 어렵기 때문이에요. 모든 질환은 그에 맞는 생활 습관 관리가 필수예요. 각 질환에 맞는 생활 습관 관리법은 전문가와 상담하는 게 좋습니다.

혈중 콜레스테롤과 중성지방이 높을 때 치료법이 다른 이유

혈중 중성지방과 콜레스테롤은 증가하는 원인도 다르고 치료법도 다릅니다. 중성지방은 여분의 에너지가 쌓여 체내에서 중성지방으로 합성되며, 치료제와 함께 식단 조절이 매우 중요해요. 반면 콜레스테롤은 체내에서 필요한 양의 75~80%가 간에서 합성되며, 식단 조절보다 체내에서 합성되는 콜레스테롤의 양을 먼저 조절해야 해요. 콜레스테롤 수치가 높을 때 운동이나 식단 조절보다 체내 콜레스테롤 합성을 막는 약물이나 건강기능식품을 우선 고려하는 이유예요.

배부른 영양 결핍자

보통 고지혈증이면 콜레스테롤이 높은 것만 생각하지만, 중성지방이 높은 것도 포함돼요. 고지혈증 진단을 받았다면 혈중 중성지방과 콜레스테롤 중 무엇이 높은지 정확히 확인하는 과정이 필요해요.

숙취

Hangover

#실리마린 #아르기닌
#강황 #헛개나무 열매

숙취는 체력, 나이, 음식 등 다양한 요소가 영향을 주지만, 알코올이 몸에서 흡수되는 과정에서 생성되는 아세트알데히드를 주된 원인으로 꼽습니다. 알코올은 간에서 알코올 분해 효소에 의해 아세트알데히드로 분해돼요. 이것이 체내에 남아 구토, 어지럼증, 심장 박동과 호흡 증가 등 숙취 증상을 일으켜요. 알코올 대사 효소의 양과 대사 속도는 개인차가 커요. 대다수 사람은 음주 다음 날만 숙취를 느끼지만, 몇몇 사람은 하루이틀 더 고생하기도 하죠.

밀크티슬 핵심 성분인 실리마린은 간 기능 개선

서양 엉겅퀴라 불리는 밀크티슬 추출물의 핵심 성분인 실리마린은 플라보노이드가 다량 함유된 항산화 물질이에요. 활성산소를 제거해 간세포를 보호하고 간 기능을 개선하며 독소로 인한 간 손상을 예방합니다. 단독으로 섭취하거나 비타민과 함께 먹으면 간 건강과 피로 회복을 동시에 챙길 수 있어요.

알코올로 손상된 간을 보호하는 작용을 하는 헛개나무 열매, 단백질 대사산물인 암모니아를 요소로 바꿔 배설하는 데 도움을 주는 아르기닌도 숙취 해소에 활용돼요. 강황은 별도의 기능성이 인정되지 않았으나, 섭취 후 체내 아세트알데히드가 감소했다는 연구 결과를 근거로 수년간 숙취 해소제의 핵심 성분으로 활용돼 왔어요.

이외에도 일반식품으로서 연구를 통해 체내 아세트알데히드 감소 효과가 검증된 다양한 성분들이 숙취 해소에 활용돼요. 이런 성분들이 함유된 영양 보충제를 섭취하면 음주 후 컨디션 관리에 도움 되지만, 과음으로 인한 숙취를 다스리는 건 어려워요. 특히 간을 보호하려면 알코올 섭취량을 줄이는 게 가장 중요합니다.

간 보호 영양제 믿고 과음하는 것 주의

간은 각종 영양소와 호르몬 대사, 해독과 살균 작용 등 다양한 기능을 해요. 간이 손상되면 이런 기능에 문제가 생깁니다. 예를 들어 피로나 스트레스로 간이 손상되면 알코올 대사 속도가 떨어져 체내에서 알코올이 분해되는 데 걸리는 시간이 증가해요. 숙취가 심할 때 간 보호 영양 보충제를 먹으면 숙취가 덜 느껴지는 이유이죠. 한시적으로 술자리에서 간을 보호하기 위한 목적이라면 실리마린을 먹으면 효과를 볼 수 있어요. 그러나 과음을 일삼으며 음주량을 늘리기 위해 실리마린을 방패처럼 활용하는 건 아무 의미가 없습니다. 가능하면 술을 절제하고, 과음한 다음 날은 간이 회복할 수 있도록 충분한 영양을 공급해 줘야 합니다.

근력 관리
Muscular Strength

#아르기닌
#시트룰린

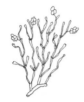

아르기닌은 운동하는 사람들 사이에서 인기 있는 영양소입니다. 특히 남성들에게 높은 인기를 얻고 있는데요. 이는 아르기닌이 혈행 개선을 도와 운동 후 피로 회복에 효과적일 뿐 아니라 성장 호르몬 분비를 촉진하고, 골격근의 지방산 산화를 자극함으로써 근육 형성과 체지방 감소 효과가 있다고 알려졌기 때문이에요.

아르기닌의 혈행 개선 작용은 남성의 음경 혈류를 좋게 만들어 성 기능에도 긍정적 영향을 줍니다. 발기부전 치료제와 같은 즉각적 효과를 가져다준다기보다 보충제로 꾸준하게 섭취하면 전반적인 혈행 능력이 좋아지면서 얻게 되는 결과로 예상돼요. 여성의 경우 부종 관리 목적으로 아르기닌을 활용하기도 합니다. 부종은 다양한 원인이 있지만, 혈행이 좋지 않은 것도 한 가지 원인이기 때문이에요.

감염, 외상 등 특수한 경우 아르기닌 추가 섭취

아르기닌은 아미노산의 한 종류예요. 아미노산은 단백질의 기본 구성단위로서 신체 조직의 성장과 발달은 물론 에너지원으로 작용하며, 신경 전달 물질 합성 원료로도 활용돼요. 이런 아미노산은 체내에서 대사적으로 합성되는지에 따라 필수 아미노산과 비필수 아미노산으로 나뉩니다. 비필수 아미노산은 체내에서 합성되기 때문에 따로 섭취할 필요가 없어요. 반면 필수 아미노산은 체내에서 합성되지 않기 때문에 반드시 음식 등으로 섭취해야 해요.

아르기닌은 준필수 아미노산 또는 조건부 아미노산이에요. 체내에서 합성되긴 하나 그 양이 적어서 성장기 어린이, 감염이나 외상 질환자 등 특수한 상황에서 아르기닌 요구량이 증가할 때는 음식 등으로 추가 섭취해야 해요. 최근에는 피로 개선과 운동 기능 향상 등 생리적 기능 활성화 목적으로도 아르기닌이 활용돼요. 아르기닌은 엘아르기닌L-Arginine 형태일 때만 생리적 활성을 나타냅니다.

시트룰린과 함께 먹을 때 효과 배가

연구 결과에 따르면 아르기닌은 단독으로 먹는 것보다 시트룰린과 함께 먹을 때 운동 능력 향상과 근력 회복 효과가 뛰어납니다. 이런 이유로 시트룰린과 복합제 형태로 많이 활용되는 데요. 시트룰린은 단백질 대사산물로서 운동 후 발생하는 피로의 주된 원인인 암모니아 독성을 제거해 배출하는 작용을 해요. 체내에서 아르기닌으로 전환되고 아르기닌 분해 효소 작용을 억제하는 효과도 있어요.

일반적으로 아르기닌은 섭취 후 30분에서 1시간 이내 효과가 나타나기 시작해요. 근력 관리가 아니라 활력 개선 목적이라면 낮에 먹는 것도 좋아요. 여행이나 골프, 운동을 할 때 단기적인 활력 개선 목적으로 1회 3~5g을 먹기도 합니다. 국내에서 아르기닌은 하루 6g 섭취하면 혈관 이완 작용을 통해 혈행 개선에 도움 되는 기능성 원료로 활용되고 있어요. 그러나 시중에서 판매되는 아르기닌이 함유된 영양 보충제는 기능성이 표시되지 않는 일반식품이 많습니다. 제품마다 함량도 달라서 구입할 때는 꼭 라벨의 상세 정보를 확인해야 해요.

아르기닌은 카페인 작용 강화

카페인은 아르기닌의 흡수율이 아니라 체내 대사 경로에 영향을 줍니다. 아르기닌은 체내에서 산화질소 합성 효소나 아르기나아제의 영향을 받아요. 산화질소 합성 효소는 혈관을 확장하는 산화질소를 증가시켜 혈행 개선에 도움을 줘요. 아르기나아제는 간에서 암모니아를 무독성 요소로 바꾸는 요소회로에 작용하는 I형, 그 외 조직에서 아르기닌을 오르니틴으로 바꿔

두 아미노산의 농도를 조절하는 II형으로 나뉘어요. 이때 카페인은 뇌의 아르기나아제 작용을 방해해, 아르기닌이 다른 대사 경로로 더 활발하게 작용하도록 돕는 것으로 알려져 있어요. 그 결과 아르기닌이 산화질소 생성 원료로 활용되는 양이 증가해 뇌의 혈류가 개선되고, 카페인의 중추신경계 자극 반응이 촉진될 수 있어요. 평소 카페인에 민감한 사람이라면 아르기닌을 커피와 함께 먹어서는 안 돼요.

근육 경련
Muscle Cramp

#마그네슘

마그네슘은 다리에 쥐가 자주 나는 사람들이 많이 섭취합니다. 손발이나 다리 등 특정 부위에서 경련이 일어나고 근육이 수축하며 통증이 발생하는 경우 흔히 '쥐가 났다'라고 말해요. 다리에 쥐가 나면 정말 마그네슘으로 해결할 수 있을까요? 어떤 경우 마그네슘이 도움 될까요?

다양한 체내 대사 반응에 관여하는 마그네슘

마그네슘은 우리 몸에서 300종 이상 효소의 보조인자로서 다양한 대사 반응에 관여합니다. 특히 세포소기관인 미토콘드리아에서 에너지 생성에 관여해 비타민B군과 함께 활력 개선 목적으로 섭취하는 영양 보충제 성분으로 많이 활용돼요. 체내 마그네슘의 50~60%는 뼈와 치아에 존재하는데요. 골밀도 유지에도 마그네슘이 필요해요. 대부분의 뼈 건강 영양 보충제에 칼슘, 비타민D와 함께 마그네슘이 들어있는 이유예요.

마그네슘은 곡류와 콩류, 견과류 등에 풍부하고 시금치와 미역, 멸치 등 다양한 식품에 들어있어요. 그러나 조리할 때 손실률이 높고, 최근 육류 섭취가 증가하면서 상대적으로 마그네슘 결핍이 발생할 가능성이 커졌습니다. 스트레스가 심해도 마그네슘 소모량이 증가한다고 해요. 이런 이유로 많은 사람이 한 가지 성분만 들어있는 단일제로 많이 섭취하는 대표적 영양소 중 하나가 바로 마그네슘입니다. 근육 경련 원인이 마그네슘 결핍으로 의심된다면 최소 하루 280mg 이상을 섭취해야 합니다.[*]

야간 근육 경련은 말초 신경 손상과 관련

'야간 다리 경련' 또는 '야간 근육 경련'은 마그네슘만으로 관리하기가 쉽지 않아요. 야간 근육 경련은 잠자리에 누워 기지개를 켜거나, 몸을 뒤척일 때 갑자기 종아리 근육이 뭉치고 경련과 함께 심한 통증이 발생하는 질환을 말해요. 잠자리에 누웠는데 다리를 움직이고 싶은 충동 때문에 잠들기 어려운 '하지불안

---

[*] 이는 일반의약품 영양 보충제의 마그네슘 효능 효과 표시를 기준으로 설정된 함량이에요. 건강기능식품은 하루 섭취량에 마그네슘이 94.5mg 이상 들어있으면 '마그네슘 함유'라는 문구를 표시할 수 있어 마그네슘 함량이 낮은 보충제도 많아요. 평소 마그네슘 보충제를 먹어도 원하는 효과를 얻지 못했다면 제품의 영양 기능 정보를 확인할 필요가 있어요.

증후군'과는 다릅니다.

근육 경련이 일어날 때 마그네슘을 섭취하면 증상을 해소할 수 있어요. 하지만 통증이 다음 날까지도 지속될 정도로 심하거나 발생 횟수가 잦다면 마그네슘만으로 증상을 해소하기 어려워요. 야간 근육 경련은 주로 60세 이상 노년층에서 많이 겪는 증상으로서 마그네슘 결핍보다 노화로 인한 말초 신경 손상과의 관련성이 더 높아요.

물론 나이 들면서 장의 마그네슘 흡수율이 떨어지거나, 치아나 소화기 건강 문제로 영양 상태가 불량해 마그네슘이 결핍되면서 경련이 발생하는 경우도 있어요. 그러나 특별히 마그네슘 결핍 위험이 없고, 근육 경련 후 통증이 과도하게 오랫동안 지속된다면 병원에서 정확한 상태 확인이 필요해요. 만일 말초 신경의 과도한 흥분이 근육 경련의 원인이라면 신경의 흥분을 조절하는 약물을 복용하면 증상이 빠르게 완화됩니다.

잦은 음주나 운동 후 근육 경련은 마그네슘 효과

술을 자주 마시거나 잦은 설사와 함께 근육 경련이 일어난다면 마그네슘이 도움 될 수 있어요. 알코올 의존증 환자는 식사를 등한시하는 바람에 영양 상태가 불량해 마그네슘 흡수가 감소하고, 구토나 설사 등으로 마그네슘 배출이 증가하면서 마그네슘 결핍 증상이 나타나는 경우가 많아요. 술을 자주 마시는 사람도 이와 비슷하게 생활한다면 마그네슘 결핍 위험이 커요.

만일 근육 경련 등의 결핍 증상이 뚜렷하다면 마그네슘 섭취와 함께 음주 자제를 권해요. 평소 운동을 즐기는 사람이 50대에 접어들어 운동 후 근육 경련이 자주 발생할 때도 마그네슘이 도움 될 수 있어요. 혈당 조절이 원만하지 않아 소변 배출량이 증가하면서 마그네슘 배출이 늘어난 사람도 마그네슘을 섭취하면 효과를 볼 수 있어요. 마그네슘을 섭취해 해소될 증상이라면 영양 보충제 섭취 후 2주 이내 경련 횟수나 강도가 줄어듭니다. 그러나 마그네슘 섭취 후 증상에 특별한 변화가 없다면 경련의 원인을 다시 찾아야 해요.

마그네슘은 영양 보충제로 성인의 상한섭취량인 하루 350mg 이상 섭취하면 설사 등 위장 장애가 나타날 수 있어요. 하루 350mg 이하로 섭취했더라도 설사 등의 증상이 나타난다면 함량을 낮추거나 마그네슘 형태를 바꿔볼 수 있어요. 근육 경련 예방을 위해서는 평소 수분을 충분히 섭취하고 경련 부위를 수시로 스트레칭하고 마사지하는 것도 필요합니다.

관절 연골
Joint and Cartilage

#MSM #콘드로이친
#NAG #초록입홍합 #보스웰리아

관절 건강에 도움을 주는 영양 보충제는 크게 두 가지로 나뉩니다. 하나는 연골의 염증 물질 생성을 억제하는 성분이에요. 다른 하나는 서로 맞닿은 뼈와 뼈의 틈새를 채우고 있는 끈끈한 액체인 윤활액의 구성 성분을 보완해 연골의 충격을 완화하고 영양 공급을 촉진하는 성분이에요.

관절이 부드럽게 움직이려면 연골 건강도 중요하지만, 관절 공간을 채우고 있는 윤활액 상태도 영향을 줍니다. 관절에 염증이 생기면 관절을 구성하는 성분인 프로테오글리칸 분해가 활발해져 윤활액의 점도가 약해지면서 연골의 부담이 가중돼요.

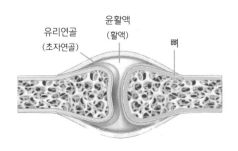

유리연골
(초자연골)

윤활액
(활액)

뼈

건강한 관절 연골의 구조

염증 물질 생성을 억제하는 관절 건강 영양소

연골의 염증 생성을 억제하는 대표적 영양소에는 MSM, 초록입홍합 오일, 보스웰리아 추출물 등이 있습니다. MSMMethyl Sulfonyl Methane(메틸설포닐메탄)은 천연 유기황 화합물의 하나로서 미네랄인 '황'을 함유하고 있어 '식이유황'이라고도 불려요. 체내에 황 이온을 전달해 메티오닌과 시스테인 등 유황을 함유한 필수 아미노산 합성과 연골 성분의 생성을 자극하는 효과가 있어요. 항산화 작용을 통해 관절 염증을 억제하고, 연골 기능을 강화하는 작용도 해요.

60대 이상이라면 염증을 억제하는 효과가 있고 관절 연골의 구성 성분으로 쓰이는 NAGN-Acetyl Glucosamine(엔아세틸글루코사민)나 콘드로이친 등과 함께 먹는 것도 좋습니다. 40대에서는 MSM과 같은 염증 관리 성분만 섭취해도 관절 건강을 지키는 데 큰 문제는 없어요. MSM은 항산화 성분으로서 전반적인 컨디션 관리에도 도움을 줄 수 있어요. 이 성분은 황을 함유해 공복에 먹으면 위장 장애를 일으킬 수 있으므로 가능하면 식후에 먹는 걸 권합니다.

초록입홍합은 뉴질랜드 지역에 서식하는 홍합의 한 종류예요. 초기에는 초록입홍합 전체를 동결 건조해 사용했어요. 이후 연구가 거듭되며 초록입홍합의 여러 성분 중 지질 성분이 염증 억제에 중요한 역할을 한다는 사실이 알려지면서 초록입홍합에서 추출한 오일 형태로 활용되기 시작했어요. 초록입홍합 오일은 개별인정 원료로서 MSM에 비해 가격이 비싸지만, 직접적으로 염증 물질 생성을 억제해 관절의 염증과 통증을 개선하는 효과가 있습니다.

보스웰리아는 '인도 유향'으로 불리며 만성 염증 질환을 다스리는 약재로 민간에서 활용됐어요. 개별인정 원료인 보스웰리아 추출물은 유향나무에서 추출한 수액을 모아 진액을 딱딱하게 굳힌 것으로서 관절과 연골 건강에 도움을 줄 수 있어요.

증상 호전됐다고 활동량 늘리는 행위는 금물

보통 질환을 치료할 때 치료약과 함께 해당 질환에 도움 되는 음식도 챙겨 먹습니다. 관절과 연골에 도움 되는 영양 보충제 또한 그와 같은 개념으로 활용하면 좋아요. 그런데 관절 영양 보충제를 섭취하면서 많은 사람이 자주 범하는 실수가 있어요. 바로 영양 보충제를 섭취한 후 관절 움직임이 조금 편안해지면

무리하게 신체 활동을 늘렸다가 도리어 관절이 나빠지는 경우예요.

관절 영양 보충제가 관절과 연골의 염증을 억제하고 연골 회복에 도움을 주지만, 무리하게 관절 움직임을 늘렸을 때 생기는 부담까지 감당할 순 없습니다. 예를 들어 평소 달리기를 즐기던 사람이 최근 무릎에 불편함을 느껴 관절 영양 보충제를 섭취하면서 기존 운동량을 유지할 때 무릎이 편안해졌다면 영양 보충제를 똑똑하게 활용했다는 의미예요. 그런데 평소 무릎이 아파 바깥 활동이 적었던 사람이 관절 영양 보충제를 섭취한 후 불편함이 조금 없어졌다고 급작스레 등산이나 달리기, 또는 무리한 작업을 한다면 영양 보충제를 잘못 활용하는 거예요. 관절 영양 보충제는 건강한 생활 습관과 함께 활용할 때 의미 있는 효과를 볼 수 있습니다.

전립선비대증
Prostatic Hypertrophy

#소팔메토 열매

전립선비대증은 50대 이상 남성 사이에서 급격히 증가하는 질환입니다. 전립선이 커지면서 방광과 요도를 압박해 소변을 보는 데 불편함이 생겨요. 남성 생식 기관의 일부인 전립선은 방광 바로 아래 요도를 감싸고 있어요. 전립선이 커지면 여러 가지 문제가 생깁니다. 요도를 압박해 소변 줄기가 약해지거나 끊기고, 소변을 시원하게 비우지 못해 잔뇨감이 심하기도 해요. 방광을 압박해 화장실에 가는 횟수가 늘어나거나 밤에 자다가 소변 때문에 깨기도 해요. 전립선비대증의 원인은 아직 명확하게 밝혀지지 않았습니다. 다른 만성 질환과 마찬가지로 여러 가지 요인이 복합적으로 작용해서 생기는 질환으로 알려져 있어요.

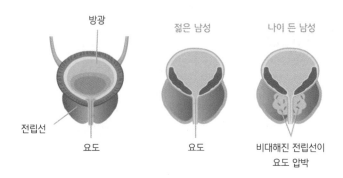

전립선비대증으로 인한 요도와 전립선의 변화

활동형 남성 호르몬 증가가 원인

전립선이 정상적인 성장과 기능을 유지하려면 지속적인 남성 호르몬 작용이 필요합니다. 노화로 남성 호르몬을 생성하는 고환이 정상적인 기능을 유지하지 못하면 전립선 건강에 문제가 생겨요. 특히 50대에 접어들면 전립선에서 테스토스테론이 디하이드로테스토스테론으로 전환되는 양이 증가해 전립선 비대에 영향을 주는 것으로 알려져 있어요.

전립선비대증 치료제는 테스토스테론을 디하이드로테스토스테론 전환하는 5알파 환원 효소의 활동을 억제합니다. 이 약물은 남성형 탈모 치료에도 사용돼요. 대서양 해안에서 자생하는 천연 야자수 소팔메토Saw Palmetto 열매 추출물도 이 효소 활동을 억제하는 것으로 알려져 있어요.

소팔메토 열매 추출물은 남성 호르몬 대사를 조절해 전립선

배부른 영양 결핍자

건강을 개선하는 데 도움을 줍니다. 자연 물질의 특성상 약물처럼 강력한 효과는 없지만, 전립선 문제로 인한 경미한 하부 요로 증상 완화에는 효과가 있어요. 전립선비대증으로 인한 배뇨 증상을 통틀어 하부 요로 증상이라 해요.

소팔메토 열매 추출물 효과 논란

소팔메토 열매 추출물은 인체적용시험에서 소변 유속과 잔뇨량에서 의미 있는 개선 효과가 나타났어요. 그러나 소팔메토 열매 추출물이 의학적으로 전립선비대증 증상을 완화하는 데 전혀 효과가 없다는 연구 결과도 적지 않습니다. 소팔메토 열매 추출물을 먹고 모든 사람이 동일한 결과를 얻을 순 없겠지요. 다만 오랫동안 활용되면서 입증된 안전성과 섭취 후기를 볼 때 여전히 전립선 건강 관리 목적으로 활용할 만한 가치는 있어요.

전립선 건강은 비만, 흡연, 음주 등과도 연관되므로 증상이 심하면 정확한 진단과 치료가 필요해요. 전립선비대증이 의심된다면 국제전립선증상점수IPSS를 활용해 현재 상태를 점검해 볼 수 있어요. 국제전립선증상점수는 최근 한 달 동안 소변을 어떻게 보고 있는지를 설문해 증상 정도를 점수화하는 자가 진단 도구예요. 항목별로 0~5점까지 점수를 부여해 모두 더한 뒤 결과가 7점 이하이면 가벼운 증상, 8~19점이면 중간 증상, 20점 이상이면 중증 전립선비대증으로 진단해요. 일반적으로 8점 이

국제전립선증상점수

질문	전혀 없다	5번 중 1번	5번 중 2번	5번 중 3번	5번 중 4번	항상 그렇다
1. 배뇨 후 시원치 않고 소변이 남아있는 느낌을 받는 경우가 얼마나 있는가	0	1	2	3	4	5
2. 배뇨 후 2시간이 채 지나기 전에 또 소변을 보는 경우가 얼마나 있는가	0	1	2	3	4	5
3. 배뇨 중 오줌 줄기가 끊어졌다가 다시 힘을 주면 나오는 경우가 얼마나 있는가	0	1	2	3	4	5
4. 소변이 마려울 때 참기 힘든 경우가 얼마나 있는가	0	1	2	3	4	5
5. 배뇨 시 소변 줄기가 약하다고 느낀 경우가 얼마나 있는가	0	1	2	3	4	5
6. 소변이 마려운데 나오지 않고 한참 기다려야 나오는 경우가 얼마나 있는가	0	1	2	3	4	5
7. 밤에 자는 동안 몇 차례나 깨어서 소변을 보는가	없다 (0)	1회 (1)	2회 (2)	3회 (3)	4회 (4)	5회 이상 (5)

자료: 국가건강정보포털

상이면 치료 대상입니다.

배부른 영양 결핍자

성 기능 장애
Sexual Dysfunction

#소팔메토 열매 #옥타코사놀
#비타민 #미네랄

발기부전과 성 기능 저하로 고민하는 남성이 적지 않아요. 남성의 성 기능을 떨어뜨리는 주된 원인으로 스트레스와 만성 피로를 꼽지만, 술과 담배만 끊어도 성 기능이 개선될 수 있어요. 남성 성 기능 개선에 도움 된다고 홍보하는 영양 보충제가 많은데요. 국내에서는 아직 '남성 성 기능 개선' 기능성이 허가된 영양 보충제는 없습니다.

시중에서 남성 성 기능 개선 효과가 있다고 판매하는 다수의 영양 보충제는 전립선 건강에 도움 되는 소팔메토 열매 추출물, 지구력 개선에 도움 되는 옥타코사놀, 그리고 비타민과 미네랄이 주성분이에요. 성 기능 저하의 원인이 체력 고갈이라면 이 성분들이 도움 될 수 있어요. 하지만 이 성분들이 직접적으로 성 기능을 개선한다는 효과에 대한 과학적 근거는 어디에서도 찾아볼 수 없어요.

소팔메토 열매 추출물은 5알파 환원 효소 작용 억제

소팔메토 열매에서 추출한 기능성 성분인 소팔메토 열매 추출물은 남성 호르몬 테스토스테론을 디하이드로테스토스테론으로 전환하는 5알파 환원 효소 작용을 억제해 전립선 건강에 도움을 줍니다. 테스토스테론의 디하이드로테스토스테론 전환이 억제되면 체내 테스토스테론 수치가 증가하지 않겠냐고 반문할 수 있는데요. 이는 전립선에 국한된 작용으로서 성 기능 개선이나 근육량 증가 등에도 영향을 줄 만큼 강하지 않아요.

만일 소팔메토 열매 추출물을 먹고 남성의 생리적 기능을 변화시킬 만큼 테스토스테론의 양이 증가한다면 호르몬 균형을 파괴할 수 있어 영양 보충제로 활용되기 어려워요. 무엇보다 소팔메토 추출물의 성 기능 개선 효능 효과는 연구를 통해 입증되지 않았습니다(소팔메토 열매 추출물에 대한 자세한 내용은 '전립선 비대증'을 참고하세요).

옥타코사놀도 성 기능 개선과 무관

옥타코사놀은 철새의 먹이에서 발견된 성분이에요. 영양 보충제 원료로는 현미를 백미로 도정하는 과정에서 분리되는 고운 속겨인 미강과 사탕수수가 활용돼요. 옥타코사놀은 간과 근육에 저장된 포도당인 글리코겐의 저장량을 증가시키고, 지방을 빠르게 분해해 에너지원으로 활용되며 지구력 개선에 도움되는 것으로 알려져 있어요. 여기서 지구력을 성행위를 더 길게 지속할 수 있는 능력으로 오해하는 사람이 많아요. 이 지구력은 일반 운동에 적용되는 개념이에요.

옥타코사놀에 관한 연구는 대부분 운동선수를 대상으로 심폐 기능이나 운동 지속 능력 등을 평가하는 방식으로 진행돼요. 예를 들어 장거리 육상선수나 태권도 선수 등이 옥타코사놀을 먹고 운동을 하면 혈중에서 피로 물질인 젖산이 감소하고 피로감이 줄어들어 운동 지속 시간이 길어질 수 있어요. 항간에 떠도는 속설처럼 남성 성 기능 문제를 해결하는 건 아니에요.

성 기능 저하가 일반적인 체력과 관련된다면 소팔메토 열매 추출물과 옥타코사놀, 비타민과 미네랄 성분이 도움 될 수 있어요. 하지만 다른 질환이나 심리적인 문제 등과 관련된다면 원인 치료가 필요합니다.

남성 갱년기

Andropause

#민들레 #루이보스
#호로파종자

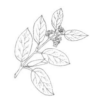

남자도 나이 들면 갱년기가 온

나고 하는데요. 남성 갱년기*는 어성의 갱년기와는 다릅니다.

노화로 난소 기능이 떨어지면서 더 이상 배란과 여성 호르몬이

분비되지 않는 여성 갱년기가 모든 여성에게 나타난다면, 남성

갱년기는 모든 남성에게 나타나지 않아요. 남성 갱년기도 노화

가 가장 큰 영향을 주지만, 환경적 요인이나 고혈압·당뇨·간 질

환 등 신체적 요인도 원인이 될 수 있어요.

---

*   여성의 폐경과 비슷한 현상이 남성에게도 나타난다고 해서 '남성 갱
    년기'라는 용어가 만들어졌는데요. 서울대학교병원에서는 남성 갱
    년기를 '연령에 따른 테스토스테론 결핍 증후군'이 바른 용어일 수
    있다고 제안해요. 여기서는 독자의 이해를 돕기 위해 '남성 갱년기'
    라는 용어를 사용합니다.

주된 증상은 성욕과 발기 기능 저하

여성은 폐경을 기점으로 여성 호르몬 분비가 급격히 줄어들지만, 남성은 20세 전후에 최고점에 도달한 후 30대 후반부터 남성 호르몬 분비가 서서히 감소해요. 남성 갱년기는 50대 전후에 가장 많이 겪어요. 60세 이후에는 약 30%의 남성이 갱년기를 호소합니다. 이 시기가 남성들이 사회에서 퇴직하는 시기와 겹치다 보니 활력이 떨어지고 우울해하는 증상이 함께 나타나서 남성 갱년기의 대표적 증상을 우울증으로 알고 있는데요. 핵심은 성욕과 발기 기능이 저하하는 거예요.

남성 갱년기의 주된 원인은 노화입니다. 노화로 고환 기능이 떨어지거나 테스토스테론을 합성하는 세포 수가 줄어들면서 남성 호르몬 분비가 서서히 감소해요. 뇌 기능도 노화하면서 남성 호르몬 합성을 조절하는 신호가 약해지는 데 영향을 줍니다. 음주나 흡연, 비만, 스트레스 등 환경적 요인도 남성 호르몬 감소에 일조하죠. 이런 이유로 남성은 여성과는 달리 건강한 생활 습관을 갖는 것도 갱년기 증상 개선에 꽤 도움 돼요.

혈액검사와 증상 설문 검사로 갱년기 진단

남성 갱년기 진단은 혈액검사로 테스토스테론 수치를 측정하고, 설문 검사로 갱년기 증상이 있는지 확인합니다. 증상 설문 검사는 미국 의사 존 몰리John Morley가 개발한 자가진단설문지 ADAMAndrogen Deficiency in Aging Males가 주로 활용돼요. 테스토스

남성 갱년기 자가 진단법 ADAM

문항	내용
1	성욕 감퇴가 있습니까?
2	기력이 없습니까?
3	체력이나 지구력 감퇴가 있습니까?
4	키가 줄었습니까?
5	삶의 즐거움이 감소했다고 느낀 적이 있습니까?
6	울적하거나 괜히 짜증이 납니까?
7	발기가 예전보다 덜 강합니까?
8	최근 운동 능력이 떨어졌다고 느낀 적이 있습니까?
9	저녁 식사 후 바로 잠에 빠져듭니까?
10	최근 업무 수행 능력이 떨어졌습니까?

자료: 서울대학교병원

테론이 낮은 사람에게 흔한 증상을 묻는 10개 문항으로 구성돼 있습니다.

설문 구성을 보면 크게 신체적 증상과 정신신경계 증상으로 나뉘어요. 신체적 증상은 성욕이나 발기 기능 저하, 피로감, 운동 능력 감소 등을 확인해요. 정신신경계 증상은 기분 변화나 우울감 여부 등을 묻고요. 설문지에서 1번 또는 7번에 '예'라고 답하고, 나머지 항목 중 3개 이상에서 '예'라고 답하면 남성 갱년기 증상을 의심해요.

치료는 성적 능력 개선과 삶의 활력 회복

남성 갱년기의 치료 목표는 성적 능력을 개선하고 삶의 활력을 되찾는 거예요. 전문적 치료에서는 남성 호르몬 테스토스테론을 직접 투여하는 장단기 주사제와 경구제, 바르거나 부착하는 경피제, 체내 남성 호르몬 생성을 촉진하는 경구약 등을 활용해요. 호르몬 보충은 일반 남성에겐 위험성이 크지만, 갱년기 남성에겐 신체 기능과 정신적 증상, 성적 능력 개선에 도움을 줍니다.

호르몬 치료와 함께 건강한 생활 습관을 갖는 것도 중요해요. 특히 흡연과 음주는 남성 호르몬 감소 현상을 촉진합니다. 경미한 증상은 규칙적인 운동만으로 회복되기도 해요. 그러나 우울감이 심하고 성적 능력 감소 등이 삶의 질을 크게 떨어뜨린다면 전문적 치료가 필요해요.

남성 갱년기 건강 기능성이 인정된 영양 보충제는 경미한 증상을 개선하는 데 도움 될 수 있습니다. 대표적인 기능성 원료로는 민들레와 루이보스 추출물이 혼합된 민들레 등 복합 추출물(MR-10)과 호로파종자 추출물이 있어요. 민들레 등 복합 추출물은 세포 내 남성 호르몬 합성에 관여하는 신호 전달 체계를 활성화해 테스토스테론 생성에 영향을 줍니다. 호로파는 콩과 식물로서 그 속에 함유된 사포닌 성분이 테스토스테론 생성에 도움을 주는 것으로 알려져 있어요.

남성 임신 준비

Male Fertility

#엽산 #아연
#코엔자임큐텐
#비타민C #셀레늄

요즘은 임신 준비기부터 남편과 아내가 함께 영양 보충제를 챙겨 먹습니다. 난임 원인을 조사한 결과 약 40%가 남성 문제로 밝혀져, 최근 난임 치료에서는 남성의 정액검사가 기본 검사로 포함되기도 해요. 정자 자체나 정자에 영양분을 공급하는 정액, 또는 정자 이동 통로 문제가 원인인 경우도 있지만, 운동 부족이나 술, 스트레스 등도 난임에 영향을 줍니다. 부부가 함께 아이를 갖기로 했다면 예비 엄마는 물론이고 예비 아빠의 건강도 챙겨야 해요.

정자의 질을 높이려면 최소 3개월 전부터 노력

남성의 임신 준비 영양소는 건강한 정자 형성에 도움을 줍니다. 건강한 정자는 머리와 중간 부위, 꼬리 모양이 모두 정상이고 활발한 운동성을 갖고 있어야 해요. 정자가 건강해야 여성의 질부터 난관 속까지 열심히 헤엄쳐 가서 난자를 만날 수 있습니다. 질의 험난한 산성 환경을 견뎌내고 자궁 경부의 끈끈한 점액 장벽을 지나 난관 속까지 최소 두 시간 이상 열심히 달려가야 하기 때문이에요. 아무리 난자가 건강해도 정자가 도착하지 않으면 임신은 어려워요. 무엇보다 정자의 '직진 운동성'이 중요합니다. 정자는 뒤돌아보지 않고 난자를 향해 쉼 없이 달려가야 해요.

전체 정자 중 건강한 정자 비율이 절반 이하라면 난임의 원인이 될 수 있어요. 정자가 만들어져 밖으로 나오기까지 평균 3개월이 걸립니다. 생활 습관 변화나 영양 보충제 섭취로 정자의 양과 질의 변화를 기대한다면 최소 3개월 이상 노력해야 해요.

산화 스트레스는 정자 형성에 악영향

남성의 임신 준비에 도움 되는 영양소에는 엽산과 아연을 기본으로 코엔자임큐텐, 비타민C, 셀레늄 등의 항산화제가 있어요. 엽산은 유전 정보를 저장하고 단백질 합성을 지배하는 중요한 물질인 핵산DNA, RNA 합성과 세포 분열에 필수적인 영양소예요. 엽산을 먹으면 정자의 염색체 이상 발생 가능성을 낮출 수 있어요.

아연은 정액 분비물의 30%를 차지하는 전립선액에 풍부한 미네랄이에요. 전립선액은 정자에 영양분을 공급하는 기능을 해요. 아연을 보충하면 전립선액의 질이 개선되고 정자의 수가 늘어나며 운동성이 향상될 수 있어요. 여성과 마찬가지로 산화 스트레스는 정자 형성에 악영향을 줍니다. 코엔자임큐텐이나 비타민C, 셀레늄 등 항산화 성분을 섭취하면 산화 스트레스로 인한 정자의 DNA 손상을 막고 질을 개선하는 효과를 얻을 수 있어요.

수면 부족 상태가 길어지면 정자의 질 저하

건강한 정자를 위해서는 스트레스와 수면 관리도 중요합니다. 스트레스가 증가하면 교감신경이 항진돼 혈관이 수축하면서 고환으로 가는 혈액량이 줄어들어요. 그로 인해 고환에서 남성 호르몬 생성량이 감소하면서 정자 형성에 악영향을 줄 수 있어요. 일반적으로 남성 호르몬은 낮에 증가하고 밤에 감소하는 패턴을 유지해요. 밤낮이 바뀐 생활이나 수면 부족 상태가 길어지면 호르몬 분비량 변화로 정자의 질이 떨어져요.

현재 흡연 중이라면 금연은 필수예요. 흡연은 체내 활성산소를 증가시켜 정자의 기능에 직접적인 영향을 줍니다. 비만이라면 약간의 체중 감량도 필요한데요. 지방 조직에서 분비되는 효소는 남성 호르몬의 여성 호르몬 전환율을 높여 정자 형성에 악영향을 줍니다. 정자의 질을 효과적으로 개선하고 싶다면 영양 보충제 섭취와 함께 건강한 생활 습관이 필요해요.

배부른 영양 결핍자

고혈압

Hypertension

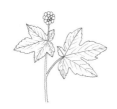

#코엔자임큐텐
#폴리코사놀

혈압은 혈액이 혈관 벽에 가하는 힘을 말해요. 정상 혈압은 수축기 혈압이 120mmHg(수은주밀리미터) 미만이고, 이완기 혈압이 80mmHg 미만이어야 합니다. 수축기 혈압은 심장이 수축하면서 혈액을 내보낼 때의 혈압으로서 이때 혈압이 가장 높아요. 이완기 혈압은 심장이 이완하면서 혈액을 받아들일 때의 혈압으로서 이때 혈압이 가장 낮아요.

고혈압은 18세 이상 성인에서 수축기 혈압이 140mmHg 이상이고 이완기 혈압이 90mmHg 이상인 경우를 말해요. 수축기 혈압이 120~129mmHg이고 이완기 혈압이 80mmHg 미만이면 '주의 혈압', 수축기 혈압이 130~139mmHg이고 이완기 혈압이 80~89mmHg이면 '고혈압 전단계'로 진단해요. 혈압은 나이 들수록 자주 점검해야 합니다.

혈압약과 영양 보충제는 혈액 흐름 개선

고혈압의 원인은 명확하게 밝혀지지 않았지만, 혈관 탄력성과 혈관 이완 기능, 혈소판 응집 작용의 영향을 받는 것으로 설명합니다. 예를 들어 세포가 노화해 혈관 탄력성이 떨어지면 심장에서 뿜어내는 혈액의 강한 힘만큼 혈관이 확장되지 못해 혈압이 높아져요. 과도한 염증성 자극으로 혈관 내부 표면을 감싸고 있는 내피세포가 손상돼도 산화질소 생성량이 감소해 혈관 이완 기능이 부자연스러워지면서 혈압이 높아져요. 산화질소는 건강한 혈관 내벽에서 생성되는 물질로서 혈액의 양과 힘에 대응해 자연스럽게 혈관을 확장함으로써 혈관이 받는 충격을 줄여줍니다. 한편 혈중 콜레스테롤이나 중성지방이 증가해도 혈액이 흐르는 길이 좁아지면서 혈액이 혈관에 가하는 힘인 혈압이 높아져요.

혈압약과 영양 보충제는 이런 문제를 개선해 혈압을 관리하는 데 도움을 줍니다. 혈압약은 직접적으로 혈관을 확장하거나, 혈관 수축을 억제하거나, 혈소판 응집을 방해해 혈액 흐름을 개선함으로써 혈압을 조절해요. 반면 영양 보충제는 항산화 작용 또는 항염 작용으로 혈관 본연의 기능을 회복하거나, 혈중 콜레스테롤 농도를 조절해 혈액 흐름을 개선함으로써 혈압 조절에 도움을 줍니다. 아직 고혈압 진단을 받지 않았다면 혈압 조절을 돕는 영양 보충제를 활용할 수 있어요. 대표적으로 코엔자임큐텐과 폴리코사놀이 있어요.

폴리코사놀은 콜레스테롤과 혈압 동시 관리

코엔자임큐텐은 우리 몸속 세포 어디에서나 발견된다는 의미에서 유비퀴논ubiquinone이라고도 불립니다. 체내에서 합성되는 항산화 물질로서 혈관 내피세포의 손상을 막고, 혈관 이완 기능을 강화해 높은 혈압을 조절하는 데 도움 돼요. 코엔자임큐텐은 활력 개선에도 효과가 있어요. 세포에 에너지를 공급하는 원천인 미토콘드리아에서 우리 몸이 필요로 하는 에너지를 생산하는 과정에서 조효소로 작용해요. 이런 이유로 코엔자임큐텐은 심장, 간, 신장, 췌장, 잇몸 등 에너지 소비량이 큰 기관에 풍부해요.

코엔자임큐텐은 국내에서 허가된 혈압 조절을 위한 기능성 원료 중 유일한 고시형 원료이기도 합니다. 고시형 원료인 만큼 가격이 저렴하고 전 세계적으로 사용 경험이 풍부해 가장 많이 활용돼요. 나이 들면서 혈압이 높아지고 활력이 떨어질 때 코엔자임큐텐을 하루 90~100mg 섭취하면 혈압 관리에 도움 될 수 있어요.

폴리코사놀은 식물에서 추출한 천연 지방 알코올 혼합물로서 사탕수수와 쌀겨, 녹찻잎 등 다양한 식물에 들어있어요. 동맥경화를 방지하기 위한 보충제로도 활용되는 폴리코사놀은 LDL 콜레스테롤을 낮추고 HDL 콜레스테롤을 높이는 효과가 있어요. 기능성 성분인 폴리코사놀-사탕수수왁스알코올은 혈중 콜레스테롤을 조절해 혈액 흐름을 개선함으로써 혈압 관리에 도움을 줍니다. 혈중 콜레스테롤 수치 개선 목적으로는 하루 5~20mg, 혈압 조절 목적으로는 하루 20mg을 먹어야 해요. 폴리코사놀-사탕수수왁스알코올은 개별인정 원료로서 고시형 원료인 코엔자임큐텐보다 가격이 비싸요. 그렇더라도 과체중 등으로 콜레스테롤과 혈압을 함께 관리해야 한다면 폴리코사놀을 선택하는 게 좋습니다.

생활 속의 혈압 관리법

영양 보충제 외에도 혈압을 관리할 수 있는 다양한 방법이 있습니다. 혈압 관리에 가장 좋은 건 체중 감량이에요. 대한고혈압학회의 2018년 진료 지침에 따르면 체중이 1kg 감소할 때 수축기 혈압과 이완기 혈압이 각각 1.1mmHg와 0.9mmHg 감소하는 효과가 있습니다. 대략적으로 체중 10kg을 감량하면 혈압 10mmHg를 떨어뜨릴 수 있다는 얘기죠.

저체중인 상태에서 고혈압을 진단받았어도 운동을 시작하는 게 좋습니다. 체중 감량과 관계없이 꾸준한 운동은 수축기 혈압과 이완기 혈압을 각각 평균 4.9mmHg와 3.7mmHg 낮추는 효과가 있어요. 여기서 꾸준한 운동이란 하루 30~50분씩 주 5일 이상 계속하는 운동을 뜻해요.

혈압 관리에는 음주와 금연도 필요합니다. 만일 고혈압 전단계로 생활 습관 개선을 통한 혈압 관리를 고민한다면 정기 검진을 받을 수 있는 병원을 정해두는 게 좋아요. 약을 복용하지 않더라도 정기적으로 전문가와 함께 몸 상태를 점검하고 정확한 관리법을 교육받으면 혈압 조절에 도움 될 수 있습니다.

혈압약은 감기약이나 배탈약과 같이 증상이 호전됐다고 복용을 중단해선 안 돼요. 혈관 보호와 적정 혈압 유지를 위해 꾸준히 복용해야 합니다. 혈압약을 복용한 후에도 나쁜 생활 습관을 유지하면 노화와 함께 혈관이 손상돼요. 그렇게 되면 기존 약물로 혈압 조절이 어려워지게 되죠. 혈압약을 복용한다면 건강한 생활 습관을 유지해야 약의 함량이나 개수가 늘어나는 걸 막을 수 있습니다.

당뇨병

Diabetes Mellitus

#바나바잎
#크롬 #아연

당뇨병은 혈중 포도당 농도가 높은 고혈당을 특징으로 하는 만성 대사 질환입니다. 건강한 상태라면 신장에서 여과된 혈액의 포도당은 100% 우리 몸으로 재흡수돼요. 다시 몸속으로 들어가는 거죠. 그러나 혈중의 포도당이 과다하면 신장의 포도당 재흡수 능력이 한계에 봉착해 포도당이 소변으로 빠져나갑니다. 혈당은 췌장에서 분비되는 인슐린 호르몬에 의해 조절돼요. 인슐린이 원활하게 생성되지 않거나 체내 세포가 인슐린에 제대로 반응하지 않으면 혈당이 올라가요. 혈당이 지속적으로 높은 상태를 '당뇨병', 즉 포도당이 소변으로 배출되는 병으로 진단합니다. 당뇨병에 걸리면 세포가 혈당을 조절하는 인슐린 호르몬에 제대로 반응하지 않는 인슐린 저항성이 증가해요.

보충제는 당뇨병 전단계 환자를 대상으로 연구

당뇨병은 보통 체내 혈당 조절 능력이 손상돼 외부 증상을 느끼는 시점에 진단을 받습니다. 오늘 점심에 과식을 해서 오후 4시쯤 느끼는 소화 불량 같은 질환이 아니에요. 오랫동안 지속된 잘못된 식습관과 생활 습관, 스트레스, 가족력 등 다양한 요인이 복합돼 서서히 발생합니다. 당뇨병 진단을 받았다면 치료약을 복용해 적절한 혈당 조절 범위를 찾는 게 우선이에요. 영양 보충제는 그다음 문제죠. 혈당 조절에 도움 되는 영양 보충제는 보통 공복 혈당 100~125mg/dl의 당뇨병 전단계 사람들을 대상으로 연구해요. 바꿔 말하면 영양 보충제는 당뇨병으로 진단될 만큼 높은 수준의 혈당을 안정적 범위로 낮추는 효능 효과는 없습니다.

대한당뇨병학회는 당뇨병 관리를 위해 매일 지켜야 하는 수칙으로 치료약 복용과 함께 규칙적이고 건강한 식사를 강조해요. 영양 보충제는 혈당 관리에 도움 되는 음식을 먹는다는 관점에서 활용할 수 있습니다. 예를 들어 택시 운전을 하는 60대 남성이 당뇨병 치료약을 복용하고 있으나 운동과 식이 조절이 어려워 식후 혈당 관리에 어려움을 겪는다면 바나바잎 추출물이 도움 될 수 있어요. 인슐린 신호 전달 체계를 활성화한다고 알려진 크롬이나 아연 등의 영양소도 마찬가지예요. 당뇨약을 복용하더라도 좋은 식단을 유지하며 건강한 영양소를 섭취해야 현재 상태를 유지하거나 질환의 진행을 더디게 할 수 있어요. 영양 보충제는 식단을 보강하는 역할을 할 수 있지만, 당뇨약의 효능 효과를 대체하기는 어렵습니다.

공복 혈당 장애는 관리하지 않으면 당뇨병으로 발전

8시간 이상 금식한 후 측정한 혈당을 '공복 혈당', 식사 2시간 후 측정한 혈당을 '식후 혈당'이라 해요. 식후 혈당은 우리 몸속 세포들이 인슐린 호르몬에 반응해 음식을 통해 얻은 포도당을 영양분으로 가져간 후 혈중에 남아있는 포도당을 측정합니다. 건강한 사람의 공복 혈당은 100mg/dl 미만이에요. 만일 공복 혈당이 126mg/dl 이상이면 당뇨병을 의심하고, 그 사이라면 공복 혈당 장애에 해당해요. 일반적으로 공복 혈당 장애는 관리하지 않으면 당뇨병으로 발전할 가능성이 커 낭뇨병 전단계로 구분해 관리해요.

혈당 관리 목적으로 가장 많이 활용되는 기능성 원료인 바나바잎 추출물은 식후 혈당 상승을 억제하는 데 도움을 줘요. 바나바잎은 동남아시아에서 민간요법으로 당뇨 관리에 활용돼 왔으며, 혈중 중성지방 개선, 체중 감소 등의 효과가 있다고 밝혀졌습니다. 바나바잎에 들어있는 코로솔산Corosolic Acid은 세포의 포도당 흡수를 촉진하고 간에서 포도당 생성을 억제하는 작용을 해요.

크롬은 인슐린의 보조인자로 작용해 포도당 대사의 항상성이 유지되도록 돕는 미량 무기질입니다. 평소 크롬 섭취가 부족하면 크롬 보충제가 혈당 조절에 도움을 줄 수 있어요. 하지만 모두가 크롬이 부족한 건 아니기에, 드물게 크롬을 섭취한 후 혈당이 과도하게 떨어지는 사람도 있습니다. 당뇨약을 복용하는 사람은 크롬 섭취 전에 현재 혈당 상태 등을 전문가와 상의하는 게 좋아요.

아연은 인슐린 수용체와 결합해 인슐린 신호 전달 체계를 활성화하고 체내 대사 시스템을 조절하는 것으로 알려져 있습니다. 아연은 종합비타민과 미네랄을 포함해 다수 보충제에 활용되므로 상한섭취량을 넘기지 않도록 주의해야 해요. 성인 기준 아연의 상한섭취량은 하루 35mg이지만, 이상 반응이 없다면 일반의약품 최대 허용량인 하루 50mg까지 섭취할 수 있어요.

당뇨병 예방을 위한 생활 습관 교정법

당뇨병 전단계라면 생활 습관 교정이 필요합니다. 대한당뇨병학회의 2021년 당뇨병 진료 지침에 따르면 당뇨병 예방을 위한 생활 습관 교정의 핵심은 식단 관리와 운동이에요.

과체중 이상 비만이라면 섭취 열량을 줄인 식단 관리와 운동을 통해 5% 이상 체중 감량을 권합니다. 당뇨 관리 식단은 일반적으로 균형 잡힌 영양소 섭취를 강조해요. 간혹 공복 혈당 장애나 이상 지질혈증 등 특정 질환을 진단받은 사람들이 식단 관리를 위해 식사량을 절반으로 줄이는 경우가 있는데 이런 방식은 바람직하지 않아요. 그보다는 식단 구성을 바꾸는 게 좋아요. 학교나 회사 급식에서 식단을 구성하듯 탄수화물, 단백질, 지방을 적절히 섭취해야 합니다. 나트륨 섭취량을 줄이는 것도 필요해요. 가장 손쉬운 방법은 소금 대신 고추냉이, 후추 등으로 간을 하고 가공식품 섭취량을 줄이는 거예요.

운동은 유산소 운동을 일주일에 150분 이상, 중강도 활동으로 권합니다. 중강도란 평소보다 약간 숨이 찰 정도의 운동으로서 가장 쉬운 예는 평소보다 빨리 걷는 거예요. 운동 횟수는 일주일에 적어도 3일 이상 해야 합니다. 운동이 우리 몸을 인슐린에 예민하게 반응하도록 돕는 효과는 1~3일 지속되므로 이틀 연속 쉬지 않는 게 중요해요. 운동은 자신의 체력과 건강 상태를 고려해야 해요. 고혈압 등의 동반 질환이 있다면 의사에게 주의사항을 확인하고 시작해야 합니다.

위장병
Gastroenteropathy

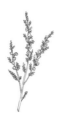

#매스틱 검
#인동덩굴 #스페인감초

위 건강 문제는 단순하게 접근하면 점액을 분비해 자신을 보호하는 위의 방어 기능과 위협 물질의 공격 사이 균형이 무너져 발생하는 증상으로 볼 수 있습니다. 예를 들어 스트레스가 심하면 위에 영양분을 공급하는 혈관이 수축하면서 위 점막을 보호하고 재생하는 물질 생성이 줄어들어요. 그와 동시에 신경 전달 물질 변화로 위산 분비가 증가해 위 점막에 염증이 발생할 수 있습니다. 위 점막을 공격하는 대표적 물질이 바로 위산이에요.

위장 질환을 치료할 때는 위산 분비를 줄이거나 위산을 중화시켜 공격력을 조절하는 약물을 기본으로 사용합니다. 여기에 위 점막을 보호하는 기능을 높이기 위해 점막 재생을 돕는 약물을 함께 처방해요.

위의 방어 기능을 강화하는 성분을 보충제로 활용

위액 속에 들어있는 산성 물질인 위산은 단백질 소화와 칼슘, 철분 등의 영양소 흡수에 필요합니다. 위 건강 영양 보충제가 치료약처럼 직접적으로 위산 분비를 감소시키면 영양소 흡수가 줄어 건강에 악영향을 줄 수 있어요. 이런 이유로 위 건강 영양 보충제는 주로 위의 방어 기능을 강화하는 성분을 사용해요. 대개 항산화 작용으로 위 점막 손상을 막고 회복을 도와 불편감을 완화하는 기능을 합니다.

위 건강에 효과적인 대표적 성분으로는 매스틱 검이나 인동덩굴 꽃봉오리 추출물 등이 있어요. 매스틱 검은 그리스 키오스섬에서만 자라는 매스틱 나무 수액을 건조해서 응고시킨 수지에요. 위산 과다 분비를 억제하고 위 점막 손상을 완화하는 효과가 있다고 알려져 있어요. 인동덩굴 꽃봉오리 추출물은 인동덩굴의 꽃봉오리에서 추출한 식물성 원료예요. '금은화 추출물'이라고도 하는데요. 항산화 작용과 항염 작용으로 위 점막의 염증을 감소시키고 점막을 보호하는 데 도움 됩니다.

매스틱 검과 인동덩굴 꽃봉오리 추출물은 위 점막의 손상을 막고 회복을 돕습니다. 하지만 치료약처럼 강한 위산 분비 억제 기능은 없으므로 당장 속쓰림이 심하거나 역류성식도염 증상이 있다면 치료약을 복용하는 게 좋아요. 위 건강 영양 보충제는 이후 위 점막을 보호하는 목적으로 활용할 수 있어요.

헬리코박터균의 재감염률은 3% 이하

유제품 광고에도 등장한 헬리코박터균은 위 점막과 점액 사이에 기생하는 나선 모양의 균입니다. 소화성 궤양과 위암 유발 인자로 알려져 내시경에서 감염이 확인되면 대개 1~2주 정도 약을 복용하며 균을 없애는 치료를 해요. 대한 소화기학회에 따르면 헬리코박터균의 재감염률은 3% 이하로 낮습니다. 약을 제대로 복용했고, 치료 4주 후 헬리코박터균이 모두 박멸되었는지 확인했다면 말이죠.

다양한 이유로 박멸 여부를 확인하지 못했거나 재감염이 우려된다면 일반 위 건강 기능성 원료보다 헬리코박터균 증식을 막는 데 도움 되는 스페인감초 추출물을 활용할 수 있습니다. 스페인감초 추출물은 헬리코박터균이 위에서 증식하는 데 필요한 단백질 합성을 방해해 헬리코박터 제균에 도움을 주는 것으로 알려져 있어요. 스페인감초 추출물에 함유된 플라보노이드 성분의 항염 작용으로 위 점막을 보호하는 데도 도움 돼요.

과민대장증후군
Irritable Bowel Syndrome

#프로바이오틱스

과민대장증후군은 내장의 특별한 기질적 이상 없이 만성적인 복통, 복부 불편감, 배변 장애를 동반하는 기능성 장 질환을 말합니다. 대장 내시경, 엑스레이 검사 등 여러 가지 검사로 확인되는 질환은 없으나 복통, 복부 팽만감과 함께 설사, 변비 등의 배변 활동 변화가 나타나죠. 식사나 스트레스 후에 증상이 악화되고, 배변 후에 증상이 완화되는 특징이 있어요.

과민대장증후군은 항생제 복용 후 증상이 악화되는 경향이 알려지면서 장내 균총 불균형이 과민대장증후군 발병 원인 중 하나로 지목됐어요. 예를 들어 장내 유해균을 들 수 있는데요. 장내 유해균이 증가하면 가스가 차거나 변비가 생기거나 배변 횟수가 잦아져요. 이럴 때 프로바이오틱스를 먹으면 장내 유익균을 증식하고 유해균을 억제해 장 건강에 도움 될 수 있습니다.

장내 균총을 건강하게 만드는 프로바이오틱스

프로바이오틱스는 유산균, 낙산균, 효모균 등 장내 유익균 증식에 도움을 주는 생균을 말해요. 우리가 먹는 프로바이오틱스는 크게 세 가지 방법으로 건강에 유익한 효과를 가져다줍니다.

첫째, 유익균을 늘려 유해균이 살기 힘든 환경을 만들어요. 예를 들어 유산균을 먹으면 장내 유산Lactic Acid이 증가하면서 산성 환경으로 변해요. 이 환경을 유익균은 좋아하지만, 유해균은 싫어하죠. 자연스럽게 원래 장에 살던 유익균의 활동이 활발해지면서 낙산, 아세트산 등 단쇄지방산 생성이 증가합니다. 장내 환경은 더욱 산성화되며 유익균이 살기 좋은 환경이 조성되죠. 위산만큼 강한 산성은 아니고 장 환경에 적절한 산도를 의미해요. 유익균은 유해균과 경쟁하며 유해균 정착을 방해하거나, 박테리오신 등 항균 펩타이드를 생성해 유해균의 활동을 억제하기도 해요. 결과적으로 프로바이오틱스를 먹으면 장내 유익균이 증가하고 유해균이 억제되는 환경 조성에 도움돼요.

둘째, 장 점막 세포와 유익균의 상호작용으로 장 점막 방어 기전을 강화해요. 장 점막 방어 기전을 강화하려면 장 세포를 보호하는 점액과 장 세포를 단단하게 연결하는 밀착 결합 단백질이 충분히 합성돼야 합니다. 점액은 장 세포와 유해균의 상호 작용을 감소시켜 장 염증을 줄이는 데 중요한 역할을 하죠.

일부 유익균은 점액을 주요 에너지원으로 사용하므로 점액의 양은 다양한 장내 균총 구성에도 영향을 줍니다. 밀착 결합 단백질은 장 세포를 단단하게 연결함으로써 유해균을 포함한 나쁜 물질이 체내로 들어오지 못하도록 방어해요. 이때 점액과 밀착 결합 단백질의 생성량은 장내 유익균이 감소하면 줄어드는 것으로 알려져 있습니다. 프로바이오틱스를 섭취해 장내 유익균이 증가하면 이런 작용이 강화되면서 장 건강에 도움을 줄 수 있어요.

셋째, 장내 균총 정상화에 도움을 줌으로써 장의 운동성을 조절해 배변 활동을 개선해요. 변비뿐만 아니라 설사나 묽은 변에도 효과적이죠. 변비의 원인은 매우 다양한데, 장내 균총 변화 또한 변비에 영향을 주는 것으로 알려져 있습니다. 유익균의 발효 대사산물인 아세트산은 대변의 수분 함유량을 늘리고, 낙산은 장운동을 자극함으로써 배변 활동을 돕죠. 변비가 있는 사람은 유익균, 특히 아세트산과 낙산 등 단쇄지방산을 생성하는 균이 감소하는 경향이 있어요.

프로바이오틱스를 먹으면 유익균이 살기 좋은 환경이 조성되고 단쇄지방산을 생성하는 균도 자연스럽게 증가하며 배변 활동 개선 효과가 있습니다. 설사나 묽은 변을 자주 보는 사람도 장내 균총이 건강한 사람과는 달라요. 장내 균총의 변화는 장의 운동성과 장내 수분 함유량 등에 변화를 주죠. 이런 이유로 프로바이오틱스를 섭취한 후 유익균이 늘어나면 장의 운동성 등이 정상으로 회복되면서 설사나 묽은 변도 개선돼요.

내게 맞는 제품을 선택하려면 시행착오가 필요

프로바이오틱스는 한 가지 제품이 모든 사람에게 동일한 효과를 내진 못합니다. 같은 제품을 먹어도 누구는 효과가 있고, 누구는 효과가 없다고 말하죠. 같은 균이라도 균주명(균 이름의 마지막에 붙는 명칭)에 따라 유전자가 달라서 세부 기능에 차이가 있고, 사람마다 기존에 장에 살던 균의 구성이나 성장에 영향을 주는 식습관 등이 천차만별이기 때문이에요. 내게 맞는 프로바이오틱스를 찾으려면 약간의 실패 기간과 비용이 소요됩니다.

다행스럽게도 프로바이오틱스는 섭취 후 빠르게 대변 모양이나 색깔 등에 영향을 주므로 내게 맞는 제품인지 비교적 신속하게 판단할 수 있어요. 만일 한 달간 먹었는데도 효과가 있는지 모르겠다면 굳이 먹지 않아도 됩니다. 프로바이오틱스는 장내 균총의 균형이 어긋난 사람에게는 도움 되지만, 이미 건강한 사람에게는 큰 영향을 주지 않아요. 한 달간 먹어도 특별한 변화가 없다면 제품을 바꾸는 것도 고려해봐야 해요. 프로바이오틱스 섭취로 면역 기능이 개선되려면 최소 한 달 이상 먹어야 하지만, 자신에게 맞는 제품이라면 장내 가스가 줄거나 대변의 모양이 예뻐지는 등의 변화가 나타납니다.

과민대장증후군 환자를 위한 포드맵 식단

과민대장증후군이 있다면 '포드맵FODMAP' 식단을 알아둘 필요가 있습니다. 포드맵은 소장에서 흡수되지 않아 과민대장증후군 증상을 악화시키는 발효당Fermentable, 올리고당Oligosaccharide, 이당류Disaccharides, 단당류Monosaccharides, 그리고And 당알코올Polyols의 머리글자를 따서 만든 용어예요. 저 포드맵 식단은 과민대장증후군 치료를 위해 호주에서 개발한 식단입니다.

우리가 먹은 음식에 들어있는 영양소는 대개 소장에서 소화 흡수돼요. 소장에서 소화되지 못한 식이섬유나 올리고당류는 대장으로 이동해 장내 세균에 의해 발효되죠. 장내 세균의 구성과 음식 종류에 따라 발효 산물이 달라지는데요. 포드맵이 높은 음식일수록 대장 세균에 의해 발효되면서 다량의 가스를 생성합니다. 복부 팽만감, 복통, 설사 등 소화기 불편 증상이 심해지죠.

포드맵 성분은 거의 모든 식품에 들어있습니다. 포드맵이 높은 음식을 먹지 않을 순 없어요. 대신 포드맵이 높거나 낮은 음식을 먹으면서 내게 맞는 장 건강 식단을 찾을 필요가 있어요. 아무리 좋은 유산균을 먹어도 식단 조절을 하지 않으면 제 효과를 보기 어려워요.

우리가 거의 매일 먹는 곡류 중에는 쌀밥보다 잡곡밥이나 강낭콩의 포드맵이 더 높습니다. 평소 잡곡밥을 먹는데 배에 가스가 차는 것 때문에 불편하다면 잡곡의 양을 줄이거나 쌀밥으로 바꾸면 불편 증상이 해소됩니다. 채소류에서는 양배추, 마늘, 양파, 브로콜리는 포드맵이 높고 오이, 당근, 호박, 가지 등은 포드맵이 낮아요. 사과와 배도 포드맵이 높은 식품에 속해요. 사과와 배에 들어있는 천연 과당의 일종인 소르비톨 때문인데요. 이런 과일은 주스 형태로 양배추 등과 함께 갈아서 먹으면 속이 불편할 수 있어요. 우유와 커피도 대표적인 포드맵이 높은 식품이에요. 커피만 마시면 괜찮으나 우유와 섞어 마셨을 때 잦은 방귀나 복부 팽만감이 심하다면 유당 제거 우유로 바꾸면 좋습니다.

포드맵 식단

낮은 식품	항목	높은 식품
쌀밥, 감자	곡류	잡곡, 보리
완두콩, 두부	콩류	강낭콩
유당 제거 우유	유제품	우유, 치즈, 아이스크림
바나나, 블루베리, 딸기, 토마토	과일류	사과, 배, 복숭아
가지, 호박, 당근	채소류	양배추, 마늘, 양파
각종 기름류, 설탕, 메이플시럽	기타	커피, 각종 차류, 탄산음료

자료: 삼성서울병원 영양정보

포드맵이 높고 낮음을 구분하는 건 먹지 못하는 음식과 먹을 수 있는 음식을 나누는 의미가 아니에요. 식단을 조절해 보다 속이 편안한 삶을 즐길 수 있도록 돕기 위한 목적이 더 크죠. 포드맵 음식의 종류와 양을 조절하는 데 어려움이 있다면 1~2주 정도 식단 일기를 작성해보세요.

수면 장애
Sleep Disorders

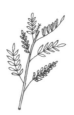

#쌀겨 #감태
#유단백질가수분해물
#아쉬와간다

수면 장애는 인구의 20% 이상이 경험하는 흔한 질환입니다. 불면증, 기면증, 하지불안증후군, 수면무호흡증 등 건강하지 않은 각종 수면 상태를 통칭하는 개념이에요.

일반적으로 수면 건강 개선 목적으로 섭취하는 영양 보충제는 마그네슘, 비타민D, 가바, 엘트립토판, 타트체리 등 다양한 영양소가 활용됩니다. 하지만 국내에서 수면 건강 기능성을 인정받은 원료는 감태 추출물, 미강주정 추출물, 유단백가수분해물(락티움), 그리고 아쉬와간다Ashwagandha 추출물 네 가지가 있어요. 수면 영양 보충제는 잘못 사용하면 오히려 불면증을 제때 치료하지 못하는 문제가 생기기도 해요. 수면 영양 보충제는 언제 어떻게 활용해야 좋을까요?

영양 보충제로 관리 가능한 문제인지 판단

수면 영양 보충제는 잠드는 데 시간이 오래 걸리거나 자다가 자꾸 깨는 등의 일반적 불면증 증상 관리에는 도움 될 수 있어요. 하지만 다리가 불편해 잠을 못 이루는 하지불안증후군 등 다른 질환으로 인한 수면 장애에는 별 효과가 없어요. 이전에 수면제를 자주 복용한 사람에게도 효과가 있을지 불명확합니다. 수면 영양 보충제의 인체적용시험은 대부분 수면제 복용 경험이 없는 사람을 대상으로 진행되기 때문이에요. 여성의 경우 폐경 전후 여성 호르몬 감소로 각종 갱년기 증상과 함께 불면증을 겪는 사람에게도 효과를 장담할 수 없어요. 갱년기 불면증은 야간 발한이 영향을 주는 경우가 많아 수면 영양 보충제로 관리하기 어렵습니다.

우울감이 동반된 수면 문제나 불면으로 기억력 저하 또는 면역력 저하 증상이 발생할 정도의 심각한 상황이라면 전문가 상담이 먼저예요. 수면 영양 보충제는 일시적 스트레스 등으로 인해 잘못된 수면 습관이 굳어져 불면증으로 발전하기 전에 활용해야 합니다. 특히 간헐적 수면 문제로 낮의 업무 집중력에 영향을 받는다면 증상이 악화되기 전에 수면 영양 보충제를 복용하는 게 좋아요.

입면 시간 감소, 총수면 시간 증가 등에 도움

아직 국내에 출시된 제품이 적은 아쉬와간다를 제외하고 세 가지 수면 건강 기능성 원료의 인체적용시험 결과를 살펴보면 어떤 상황에 도움 될지 알 수 있습니다. 그 전에 수면 건강 기능성 원료의 특성을 살펴보면, 미강주정 추출물은 쌀겨에서 추출한 물질로서 자율신경계 조절 작용을 하는 감마오리자놀Gamma-Oryzanol 성분이 들어있어요. 감태 추출물은 다시마목 미역과에 속하는 갈조 해조류의 하나인 감태에서 추출한 물질이에요. 제주 바닷속에서 서식하는 감태는 플로로타닌Phlorotannin이라는 폴리페놀성 물질이 풍부해 숙면에 도움을 줄 수 있어요. 유단백가수분해물은 우유에서 추출한 단백질 성분을 가수분해한 물질이며 스트레스로 인한 긴장을 완화하는 효과가 있어요. 아쉬와간다는 스트레스 호르몬 코티솔 수치를 낮춰 불안감과 스트레스를 완화하고, 억제성 신경 전달 물질인 가바 수용체 작용을 강화해 수면에 도움을 줄 수 있습니다.

미강주정 추출물과 유단백가수분해물은 잠드는 입면 시간 감소와 총수면 시간 증가에 도움 됐지만, 감태 추출물은 별다른 효과가 없었어요. 감태 추출물은 입면 후 각성 시간 감소와 총각성 시간 감소에 효과가 있었지만, 유단백가수분해물은 입면 후 각성 시간 감소만 영향을 주었고, 미강주정 추출물은 둘 다 영향을 주지 못했어요. 미강주정 추출물은 수면 효율 향상과 수면의 질 개선에 도움 됐지만, 유단백가수분해물은 수면 효율만 향상했고 감태 추출물은 둘 다 영향을 주지 못했어요. 마지막으로 감태 추출물은 수면 상태 호흡 장애 지수를 감소시켰고, 미강주정 추출물은 깊은 수면인 비렘수면에서 2단계 수면을 증가시켰어요.

수면 영양 보충제는 한 번에 한 가지만 섭취

이런 결과는 나의 수면 문제 해결에 무엇이 도움 될지 판단할 때 참고할 수 있습니다. 예를 들어 자다가 자주 깨는 문제가 불편하다면 각성 관련 지표가 비교적 좋은 감태 추출물을 우선 선택할 수 있어요. 밤에 잠을 설쳐 낮에 졸음이 오는 것과 잠드는 데 시간이 오래 걸려 고민이라면 두 항목의 개선 효과를 보이는 미강주정 추출물을 활용할 수 있어요. 마찬가지로 자다가 깨는 것과 수면 시간이 짧은 게 고민이라면 유단백가수분해물이 도움 될 수 있겠죠.

수면 영양 보충제는 수면제처럼 진정 효과가 강하지 않습니다. 보통 섭취를 시작하고 1~2주 이내 효과를 확인할 수 있어요. 수면 영양 보충제를 먹고 2주 이내 특별한 변화가 없다면 잘못된 수면 습관이 굳어지기 전에 전문가 상담을 받아보는 게 좋아요. 수면 영양 보충제는 한 번에 한 가지만 먹어야 합니다. 여러 개를 함께 섭취하면 진정 효과가 강해 아침에 일어나는 게 힘들어지는 등의 이상 반응이 생길 수 있어요. 가능하면 수면 영양 보충제를 먹고 30분 이내에 잠자리에 드는 걸 권합니다.

배부른 영양 결핍자

불면증 자가진단표

설문		정도				
		0 없다	1 약간	2 중간	3 심함	4 매우 심함
1. 최근 2주 동안 당신의 불면증 문제의 심각 정도를 표시해주세요.	a. 잠들기 어렵다					
	b. 잠을 유지하기 어렵다					
	c. 쉽게 깬다					

설문	0 매우 만족	1 약간 만족	2 그저그렇다	3 약간불만족	4 매우 불만족
2. 현재 수면 양상에 관해 얼마나 만족합니까?					

설문	정도				
	0 없다	1 약간	2 중간	3 심함	4 매우 심함
3. 수면 장애가 어느 정도 낮 활동을 방해한다고 생각합니까? (예: 피곤함. 집중력. 기분 등)					
4. 불면증으로 인한 장애가 당신의 삶에 미치는 손상 정도가 다른 사람들에게 어떻게 보인다고 생각합니까?					

설문	0 매우 만족	1 약간 만족	2 그저그렇다	3 약간불만족	4 매우 불만족
5. 당신은 현재 불면증에 관해 얼마나 걱정하고 있습니까?					

점수 해석 (15점 이상은 전문가 상담 필요)	0~7	유의할 만한 불면증 없음	15~21	중등도의 불면증 있음
	8~14	약간의 불면증 경향 있음	8~14	심한 불면증 있음

자료: 대한수면연구학회

구취

Halitosis

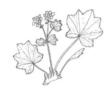

#구강 유산균

구강 유산균은 입안 건강에 도움을 주는 프로바이오틱스를 말합니다. 국내에서는 아직 건강기능식품으로 허가되지 않았지만, 국내외에서 인체적용시험 결과를 근거로 판매 중이에요. 구강 유산균은 주로 구취 문제로 고민하는 사람들이 많이 찾아요. 특히 아침에 일어날 때 고약한 입 냄새 때문에 괴로운 사람이라면 한 번쯤 고민해봤을 법하죠. 구강 유산균이 정말 구취 관리에 도움을 줄까요?

유해균과 유익균이 함께 살아가는 구강

우리 몸에는 다양한 미생물이 함께 살고 있습니다. 그중에서 가장 많은 미생물이 사는 곳이 장이라면 면적은 좁지만 촘촘하게 균이 모여 사는 곳이 바로 입안이에요. 입안의 유해균은 치주 질환을 일으켜요. 이 질환으로 늘어난 염증 물질이 혈액을 따라 전신으로 이동해 심장 질환과 암 등 만성 질환 발병 위험을 높인다는 사실이 밝혀지면서 구강 미생물에 관한 연구가 늘고 있어요.

지금까지 구강 건강 관리는 치약, 구강 청결제 등을 사용해 입안 구석구석 유해균을 없애는 데 초점을 맞춰왔습니다. 그런데도 각종 구강 문제는 여전히 해결되지 않고 있어요. 그 과정에서 장의 유익균과 같은 개념으로 연구자들이 주목한 대상이 바로 입안의 유익균이에요.

입안 유익균을 증가시켜 유해균을 억제

구강 유산균의 작용 원리는 크게 세 가지로 설명됩니다. 첫째, 입안에서 기생하며 자리를 선점해 유해균이 자리 잡지 못하도록 해요. 둘째, 바이오필름Biofilm 형성을 방해해 유해균 증식을 억제해요. 바이오필름은 세균이 생식에 유리한 환경을 조성하기 위해 군집을 형성하고 응집해 생체 표면에 형성하는 막이에요. 세포시험에서 바이오필름을 형성한 구강 세균(유해균)에 구강 유산균을 투입했을 때 구강 세균의 바이오필름 형성이 억제되면서 유해균이 줄어드는 현상이 확인됐어요. 셋째, 구강 내 증가한 유익균이 박테리오신, 유기산, 지방산, 과산화수소 등의 항균물질을 생성해 유해균 성장을 방해해요.

모든 구강 유래 세균이 이런 원리로 작용하는 건 아닙니다.

구강 유산균도 일반 프로바이오틱스처럼 균주명에 따라 부착성과 유해균 억제 능력이 달라요. 세포시험과 동물시험에서 긍정적 결과가 나오더라도 사람이 사용할 경우 도움 될지는 인체적용시험을 거쳐야 알 수 있어요. 구강 유산균은 아직 일반 식품으로 분류돼 명확한 기능성 평가 기준이 없어요. 건강기능식품으로 판매되는 구강 유산균도 기능성을 살펴보면 장 건강 관련 내용만 표시돼 있어요. 인체적용시험이 아닌 원료의 특허 정보로 과대 광고하는 사례가 많아 세부적인 내용을 꼼꼼히 살피고 활용해야 합니다.

충치와 치주 질환은 전문적 관찰 필요

구강 유산균의 인체적용시험이 다수 진행된 건 주로 구내염과 구취입니다. 구취와 관련해서는 구강 유산균을 섭취한 후 며칠 이내 효과 여부를 판단할 수 있어 활용도가 높아요. 구강 유산균을 섭취한 후 일주일 이내 큰 변화가 없다면 원인을 다시 찾아야 해요.

구내염은 주로 하얗고 작은 궤양이 생기는 재발성 아프타성 구내염보다 구강 내 곰팡이균 증식과 연관된 칸디다성 구내염 관리를 목적으로 연구가 진행됐습니다. 칸디다성 구내염은 감염 질환이나 장기적 항생제 치료 등으로 몸의 저항력이 약해지거나, 구강 건조증 또는 잘못된 의치 사용 등으로 구강 내 정상적으로 살던 칸디다균이 증식해 발생해요. 치료하려면 반드시

구취가 발생하는 다양한 조건

	발생 조건
1	구강 건조증이 있을 때
2	음식물이 끼어있는 등 입안이 청결하지 못할 때
3	아침 기상 후(잘 때 침 분비가 중지되고 입안의 음식물 찌꺼기 부패로 유해균 증가)
4	끼니를 걸러서 공복에 침 분비량이 매우 적을 때
5	여성의 경우 생리 기간일 때
6	흡연하고 날 때(흡연은 지속적인 구강 건조를 유발)
7	마늘이나 양파, 고기, 치즈 등을 섭취할 때
8	스트레스 또는 단식으로 구강 건조증이 생겼을 때
9	치주염이 있을 때
10	혀에 백태가 낄 때
11	틀니가 깨끗하지 못할 때
12	구강 내 불량 보철물이 있는 경우
13	축농증이 있을 때
14	편도염, 특히 석회화된 편도결석이 있는 경우
15	역류성식도염 등 위에 문제가 있을 때

자료: 서울대학교병원

항진균제가 필요하지만, 보조요법으로 구강 유산균을 함께 활용하면 치료 기간을 줄이거나 구강 미생물 생태계 회복에 도움된다는 연구 결과도 있어요.

입안 유익균의 정착률을 높이려면 구강 유산균은 저녁에 양치 후 섭취하는 게 좋습니다. 구내염은 재발 방지나 치료 기간 단축이 목적이므로 구강 유산균을 최소 보름에서 한 달 정도는 섭취해야 효과를 판단할 수 있어요. 구강 내 유해균 감소는 잇몸 출혈 감소에도 도움을 줍니다. 잇몸 출혈은 잇몸의 염증 또는 임플란트 주위 점막염 등 각종 질환을 알리는 신호예요. 치과 치료를 하면서 섭취할 순 있으나 치료 목적으로 구강 유산균만 먹는 건 권하지 않아요.

충치 또한 구강 유산균 연구에서 주목하는 분야예요. 충치는 워낙 다양한 요소가 작용하고 구취나 구내염처럼 일반인이 효과 여부를 파악하기 어려워요. 충치나 치주 질환 관리 목적이라면 반드시 전문적 치료를 병행해야 합니다.

눈의 피로
Copiopia

#루테인 #아스타잔틴
#안토시아닌 #비타민A #오메가3
#비타민B$_1$ #비타민B$_2$

아침 출근길부터 저녁에 잠들기 전까지 손에서 놓지 않는 스마트폰. 현대인 눈 피로의 핵심 원인입니다. 컴퓨터나 스마트폰과 같은 작은 화면을 오랫동안 쳐다보는 건 커다란 TV 화면을 보는 것보다 눈에 더 많은 부담을 줘요. 특히 눈 깜빡임이 줄어들면서 건조감이 심해지고, 눈의 피로가 쌓이면 두통이 생기기도 해요. 이럴 때는 한두 시간 단위로 한 번씩 휴식을 취하는 등 눈의 부담을 줄이기 위한 노력과 함께 피로 개선에 도움 되는 영양 보충제를 활용할 수 있어요.

눈의 피로가 생기는 이유
우리 눈은 가까운 곳을 볼 때는 수정체가 두꺼워지고, 먼 곳을 볼 때는 수정체가 얇아집니다. 수정체 두께는 모양체의 모양체근이 수축과 이완을 하며 조절해요. 가까운 거리를 볼 때는 모양체근이 수축하면서 수정체가 두꺼워져요. 눈의 움직임을 조절하는 외안근 작용으로 눈이 안쪽으로 몰리기도 하죠. 그런데 컴퓨터 작업 등으로 장시간 가까운 거리를 보면 모양체근의 수정체 조절 능력이 약해져요. 모양체근의 역할을 보완하는 과정에서 외안근의 피로감이 늘어나면서, 눈 주변이 전반적으로 뻐근하고 묵직한 느낌이 심해집니다.

눈의 피로 해소를 돕는 영양 성분들은 모양체 혈류를 개선함으로써 모양체근의 수정체 조절 능력을 개선해요. 일부 비타민도 눈의 피로 해소에 도움을 주는데요. 대표적으로 비타민B_1(티아민)과 비타민B_2(리보플래빈)가 있어요. 비타민B_1이 결핍되면 눈의 피로가 증가하고, 비타민B_2가 결핍되면 빛에 예민해지는 증상이 나타나요. 눈 피로 해소 목적이라면 두 가지 비타민을 함께 먹으면 좋습니다.

독서나 컴퓨터 작업을 할 때처럼 장시간 가까운 거리에 있는 물체를 쳐다보면 눈 깜빡임 횟수가 줄어들어요. 눈물막이 안정적으로 유지되지 못해 안구 표면이 건조해지고, 각막과 결막에 상처가 생겨 피로감을 유발할 수 있죠. 이런 경우에는 안구건조증을 해소해주고 피로 해소를 돕는 비타민A와 오메가3를 함께 먹으면 좋아요. 비타민A는 눈 표면에서 눈물이 고르게 퍼지도록 돕는 점액층을 분비하는 결막의 술잔 세포 기능에 관여해요.

오메가3는 지방층을 분비하는 마이봄샘의 염증을 완화해 건조감을 개선하는 효과가 있어요.

눈 피로를 개선하는 아스타잔틴, 빌베리 추출물 등

우리 눈의 가장 안쪽에는 망막이라는 신경 조직이 있습니다. 망막 한가운데 빛과 색을 감지하는 시각 세포가 모여 있는 곳을 '황반'이라 해요. 시력을 담당하는 기관인 황반에는 푸른빛과 자외선 같은 고에너지 파장을 흡수해 눈을 보호하는 색소가 존재해요. 대표적 황반 색소로 알려진 루테인과 지아잔틴은 노화로 감소하는 황반 색소의 밀도를 유지하고 자외선, 블루라이트 등 과도한 빛 자극을 차단하는 역할을 해요. 그러나 눈 주변부 혈류를 개선하는 기능은 약해 눈의 피로 해소 효과는 떨어집니다.

눈 주변부의 압박감이 심하지 않다면 루테인만 먹어도 눈의 피로 해소 효과를 얻을 수 있어요. 눈의 뻐근함과 함께 두통 등이 발생할 정도로 증상이 심하다면 헤마토코쿠스 추출물과 빌베리 추출물 등 인체적용시험을 통해 스마트폰 등을 사용한 후 눈 피로가 개선되는 기능성이 확인된 원료를 섭취하는 게 좋아요.

헤마토코쿠스 추출물의 핵심 성분은 아스타잔틴이에요. 이 성분은 강력한 항산화 물질로서 눈의 수정체 두께를 조절하는 모양체의 혈류를 개선해 눈의 피로를 개선합니다. 모양체 혈류가 개선돼 영양분이 원활하게 공급되면서 모양체 부담을 완화하는 효과가 있어요.

빌베리 추출물의 핵심 성분인 안토시아닌은 강력한 항산화 기능으로 혈관을 보호하고, 미세혈관의 혈액 순환을 개선해 눈의 피로 회복을 도와요. 빌베리 추출물은 눈의 가장 안쪽인 망막의 혈관 손상 회복에도 효과가 있으며, 당뇨에 의한 망막 변성과 눈의 혈관 장애 개선 치료제로도 활용됩니다.

눈 건강을 위해서는 건강한 생활 습관도 중요해요. 컴퓨터 작업, 독서 등 가까운 거리의 사물을 보는 작업을 오래할 땐 실내 조명을 적정 밝기로 유지해야 눈의 피로감을 줄일 수 있어요. 스마트폰으로 영상을 즐겨본다면 30~40분마다 한 번씩 눈을 감고 1~2분간 휴식을 취하는 것도 눈 피로감 완화에 도움 됩니다.

배부른 영양 결핍자

스트레스
Stress

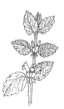

#테아닌 #홍경천
#아쉬와간다

스트레스는 우리 몸을 긴장 상태로 만듭니다. 우리 몸은 초기에는 스트레스에 적극적으로 저항하고 적응하는 방향으로 반응해요. 하지만 장기간 이어지면 점차 스트레스에 대한 저항력이 약해지고, 전반적인 생리 기능을 정상적으로 유지할 수 없어요. 적절한 스트레스 관리는 건강 유지에 필수라 할 수 있어요. 스트레스 해소에 도움 되는 대표적 영양 성분에는 테아닌(화학 구조적으로는 테아닌), 홍경천 추출물, 아쉬와간다 추출물이 있습니다.

스트레스로 인한 긴장을 완화하는 테아닌

천연 아미노산인 테아닌은 녹차나 홍차 등에 들어있는 아미노산 중 함량이 가장 높은 성분이에요. 차의 향미를 개선할 뿐 아니라 정신적·육체적 스트레스 완화에 도움 됩니다. 테아닌은 식약처로부터 스트레스로 인한 긴장 완화에 도움을 줄 수 있다는 기능성을 인정받은 성분이에요. 보충제로 먹으면 30분에서 1시간 안에 뇌에서 알파파를 증가시켜 스트레스로 인한 긴장 반응을 완화하죠.

알파파는 우리가 명상을 하거나, 주의를 집중하거나, 잠들고 싶다고 생각하는 수면 초기에 증가하는 뇌파입니다. 우리 몸이 더 편안하게 느끼게 만드는 작용에 관여해요. 스트레스에 취약해 불안과 긴장감에 시달리거나, 업무 또는 학업 집중력이 저하되는 사람에게 테아닌을 추천해요.

스트레스로 인한 피로를 개선하는 홍경천

홍경천은 돌나무과에 속하는 다년생 초본 식물로서 주로 티베트의 고산지대 바위 표면에서 자라요. 뿌리와 땅속 줄기를 약용으로 사용해요. 기능성 원료인 홍경천 추출물에는 140개 이상의 활성 성분이 들어있는데, 가장 강력한 활성 성분은 '로사빈'과 '살리드로사이드'이에요.

홍경천 추출물은 '어댑토겐Adaptogen'이라고도 불러요. 이는 스트레스에 대한 우리 몸의 적응력을 높여주는 항스트레스성 자연 물질을 통칭하는 용어예요. 홍경천 추출물은 스트레스 호르몬 코르티솔 분비를 둔화시킴으로써 몸의 에너지 손실 반응을 줄이는 데 도움을 주는 것으로 알려져 있어요. 테아닌이 스트레스로 인한 긴장 완화에 효과적이라면, 홍경천 추출물은 스트레스로 인한 피로 개선에 도움을 줍니다. 평소 스트레스로 인한 만성 피로에 시달리는 사람이 섭취하면 효과가 좋아요.

불안과 긴장을 완화하는 아쉬와간다

'인도의 인삼'이라 불리는 아쉬와간다는 국내에서는 활용도가 낮지만, 해외에서는 다양한 용도로 활용되는 물질이에요. 코르티솔 수치를 낮춰 몸의 긴장을 완화하고 심리적 안정을 가져다주는 작용을 해요. 억제성 신경 전달 물질 가바가 작용하는 수용체를 활성화해 수면 개선 효과도 있습니다.

기능성 원료 아쉬와간다 추출물은 스트레스로 인한 긴장과 수면 문제로 고민하는 사람에게 도움 될 수 있어요. 홍경천이 스트레스로 떨어진 에너지를 올려준다면, 아쉬와간다는 스트레스로 인한 불안과 긴장을 완화해줍니다. 두 가지를 함께 먹으면 스트레스 관리 효과가 배가될 수 있겠지요. 성분 특성을 고려할 때 아쉬와간다는 저녁, 홍경천은 낮에 먹는 게 좋아요.

영양 보충제 섭취법을 살펴보면 대부분 하루에 몇 개를 몇 번 먹어야 한다는 내용만 표시됩니다. 녹차 추출물의 경우 안전성 연구와 이상 사례 보고에서 위장 장애가 흔해 식후에 섭취할 것을 주의사항에 표시하지만, 대부분 특별한 섭취법이 정해지지 않았어요. 영양 보충제는 치료약과는 달리 우리 몸에서 활용되고 배출되는 과정에 관한 연구가 부족하고, 꾸준한 섭취가 중요해 섭취법을 철저하게 관리하지 않아요. 워낙 여러 가지 성분이 들어있어 제품마다 명확한 섭취법을 정하기 어려운 것도 이유가 될 수 있어요.

영양 보충제의 성분 특성을 고려해 적절한 섭취 시간과 주의사항을 정리해봤어요.

낮 시간에 먹으면 좋은 영양 보충제

종합비타민과 미네랄은 대부분 에너지 생성에 필요한 비타민B군이 들어있어 활동량이 많은 시간대에 먹는 게 좋습니다. 위장 장애를 막고, 기름에 녹아서 흡수되는 비타민A·D·E·K 흡수율을 높이려면 식후에 섭취해야 해요. 특히 비타민B군 함량이 높다면 공복에 먹으면 속쓰림이나 소화 불량이 발생할 수 있으므로 꼭 식후에 충분한 물과 함께 섭취하세요.

코엔자임큐텐은 항산화제이자 에너지 생성에 필요한 조효소이므로 활동량이 많은 시간대에 섭취하는 게 효과가 좋아요. 기름 성분과 함께 흡수되므로 가능하면 식후에 섭취하세요.

아르기닌은 혈관을 이완시켜 혈행 개선을 돕고 요소 배출을 도와 간 기능을 개선해요. 섭취 후 1시간 이내 효과가 나타나므로 활동량이 많은 시간대에 섭취하는 게 좋아요. 운동 전후 피로 관리 목적이라면 저녁에 운동하기 30분에서 1시간 전에 먹는 걸 권합니다.

비타민C, 글루타치온, 루테인, 지아잔틴, 밀크티슬 추출물 등도 활동량이 많은 시간대에 먹는 게 효과가 좋아요. 항산화제는 우리가 활동할 때 생성되는 활성산소 등의 공격을 방어하기 때문이에요. 이 성분들은 특별히 수면을 방해하지 않으므로 저녁에 먹는 게 편하다면 저녁에 먹어도 괜찮습니다.

저녁 시간에 먹으면 좋은 영양 보충제

오메가3는 기름 성분과 함께 흡수되므로 식사량이 많은 저녁 식사 후에 먹는 걸 권해요. 식사량이 많다는 건 그만큼 기름 성분도 많이 섭취한다는 의미니까요. 오메가3는 섭취 후 바로 작용하는 영양 보충제는 아니므로 아침이나 점심 식사 후에 먹어도 상관없어요. 식후에 먹는 것만 지키면 됩니다.

칼슘과 마그네슘은 신경과 근육 기능 유지에 필요한 미네랄로 활동량이 많은 낮보다 휴식을 취하는 저녁 이후에 두 가지를 함께 먹으면 수면에 도움 된다는 후기가 많아요. 만일 저녁에 먹는 걸 자주 깜빡한다면 낮에 섭취해도 괜찮아요.

콜라겐과 히알루론산은 인체적용시험에서 특별히 섭취 시간을 지정하진 않아요. 다만 피부 건강에 도움을 주는 성분이므로 피부가 재생되는 시간을 고려해 보통 잠들기 전에 먹는 걸 권합니다.

명확하게 정해진 섭취 시간이 없는 영양 보충제

일반적으로 프로바이오틱스는 생균이므로 소화 효소의 영향을 적게 받는 아침 공복 섭취를 제안해요. 그런데 식약처에서는 2021년 6월 같은 이유로 음식 등으로 위산이 중화된 식후에 먹는 걸 권해요. 물론 사람마다 건강이나 영양 상태가 달라서 획일적인 섭취 시간을 정하기 어렵다는 걸 전제한 설명이죠. 프로바이오틱스는 대체 언제 먹어야 할까요?

가장 중요한 건 꾸준히 먹는 거예요. 사실 시중에서 판매되는 건 소화 효소에 견디는 능력이 증명된 균들이라 섭취법이 바뀐다고 해서 효과가 급감하진 않아요. 프로바이오틱스로 인정되는 조건 중 하나가 위산과 담즙산으로부터 살아남아 소장까지 도달해 장에서 증식하고 정착해야 한다는 거예요.

프로바이오틱스도 인체적용시험에서 하루 섭취량은 명확히 정하지만, 섭취 시간은 따로 정하지 않는 게 많아요. 치료약으로 처방되는 프로바이오틱스도 마찬가지고요. 따라서 아침 공복에 섭취했을 때 소화 불량 등이 있다면 섭취 시간을 바꿔도 괜찮아요. 소화 기능 차이로 누군가는 아침에 영양 보충제를 먹는 게 부담스러울 수도 있으니까요.

영양 보충제 상담을 하면 많은 사람이 이렇게 묻습니다. "얼마나 먹어야 효과가 나타나요?" 소비자 입장에서는 가장 궁금한 점이겠지요. 섭취 후 별다른 효과를 느끼지 못했는데 돈만 축내고 계속 먹을 순 없으니까요.

영양 보충제의 인체적용시험은 대개 12주 동안 섭취 후 변화를 평가합니다. 그럼 모든 영양 보충제를 꼭 12주, 즉 3개월 동안 섭취해야 할까요? 그렇진 않아요. 영양 보충제는 서서히 생리적 기능을 개선해 건강 불편함을 덜어주므로 12주 전에 효과를 보는 경우가 더 많습니다.

원료 특성과 섭취 후기, 인체적용시험 결과를 참고해 영양 보충제 섭취 후 효과를 판단하는 데 도움 되는 기준을 정리해봤어요. 이는 약물의 복용 기간과 같은 절대적 기준은 아니에요. 그 기간만큼 영양 보충제를 먹었는데 특별한 변화가 없다면 전문가와 상담하거나 다른 방법을 고민할 필요가 있다는 의미로 받아들이면 좋습니다.

섭취 후 15일 이내 효과를 볼 수 있는 영양 보충제

대부분의 비타민과 미네랄, 프로바이오틱스, 간 건강 영양 보충제는 섭취 후 15일 이내 효과 여부를 판단할 수 있어요. 비타민과 미네랄은 곧바로 생리적 기능에 작용하는 만큼 평소 섭취가 부족했다면 더 빠르게 변화를 느낄 수 있어요. 만일 비타민과 미네랄 섭취 후 특별한 변화를 느끼지 못했다면 함량이나 영양 구성이 자신에게 맞는지 전문가와 상담하는 걸 권해요.

프로바이오틱스는 배변 활동 개선 목적이라면 15일 이내로 효과를 판단할 수 있어요. 대변의 모양이나 색깔, 배변 횟수 등 변화를 눈으로 확인할 수 있어요. 면역 기능, 질 건강, 갱년기 건강, 체지방 감소 등의 목적이라면 최소 1~2개월 이상 섭취하는 게 좋아요. 배변 활동 이외의 기능은 장내 환경 변화에 따른 각종 유전자 발현과 연관되므로 단기적 평가가 어려워요.

간의 손상을 막아 간 기능 회복을 돕는 간 건강 영양 보충제는 섭취 후 며칠 이내 컨디션이 회복되는 걸 느낄 수 있어요. 수면 건강 영양 보충제 또한 15일 이내 효과 판단이 가능해요. 국내에서 허가된 세 가지 수면 건강 원료의 인체적용시험 또한 1주, 2주, 4주로 단기간 섭취 전후 변화를 평가했어요. 수면 건강은 장기간 방치하면 전신 건강에 영향을 주고 불면증이 고착화되면 치료가 어려울 수 있습니다. 영양 보충제를 섭취한 후 15일 이내 특별한 변화가 없다면 다른 방법을 고민하는 게 좋아요.

눈의 피로 개선에 도움을 주는 영양 보충제나 관절 건강 영양 보충제, 질 건강 영양 보충제는 섭취 후 한 달 이내 효과를 볼 수 있습니다. 질 건강 영양 보충제는 15일 이내 효과가 나타난다는 연구 자료와 섭취 후기도 많지만, 생리 전후 호르몬 변화로 질 관련 불편 증상을 느끼는 사람이 많은 만큼 한 달 정도 먹고 평가하는 걸 권해요.

눈의 피로 개선에 많이 활용되는 아스타잔틴은 섭취 4주 후 불편감이 개선된다는 연구 결과가 많습니다. 노화로 인한 눈 건강 개선에 도움 되는 루테인과 지아잔틴은 침침함이 개선되는 현상을 매우 서서히 느끼거나 자각 증상이 없는 경우도 많아요. 그러나 눈의 피로 개선에 도움 되는 영양 성분들은 눈 주변부의 압박감을 완화하므로 섭취 후 변화가 느껴져요. 바꿔 말하면 눈의 피로 개선 영양 보충제를 섭취한 후 한 달 이내 변화가 없다면 원인을 다시 찾을 필요가 있습니다.

관절 건강 영양 보충제는 관절 연골의 염증을 억제하고 연골의 구성 성분을 강화하는 데 도움을 줍니다. 한 달 먹는다고 모든 관절 불편감이 씻은 듯이 사라지진 않아요. 하지만 원료의 특성상 관절에 직접 작용하므로 서서히 편안해지는 건 느낄 수 있어요. 만일 관절 영양 보충제를 한 달 동안 먹었는데도 관절 불편감이 전혀 개선되지 않는다면 의사의 상담을 권합니다. 영양 보충제의 종류나 함량을 바꾸거나 전문적 치료가 필요한 상황일 수 있으니까요.

혈행 개선에 도움 되는 오메가3, 인지력 개선에 도움 되는 포스파티딜세린, 방광의 배뇨 기능 개선에 도움 되는 호박씨 추출물 등 복합물이나 혈압 또는 혈당 개선 원료는 두 달 이상 먹는 걸 권합니다. 이런 영양 성분들은 세포나 조직의 기능을 서서히 개선함으로써 생리적 기능 회복에 도움을 주므로 단기간에 효과를 판단하기 어려워요.

치료약을 대체해 영양 보충제를 먹는 건 권하지 않습니다. 영양 보충제는 경증의 불편 증상 관리나 질환이 있을 때 건강한 음식을 먹는 것과 같은 의미로 활용하는 게 좋아요. 약물을 복용할 만큼 악화된 생리적 기능 회복에는 한계가 있어요. 혈압약이나 당뇨약 등에는 혈행 개선제가 들어있는 경우가 많아 오메가3와 기능이 중복될 때도 있습니다. 만성 질환으로 매일 치료약을 복용한다면 안전을 위해 약사와 상담한 후 영양 보충제를 구입하는 게 좋아요.

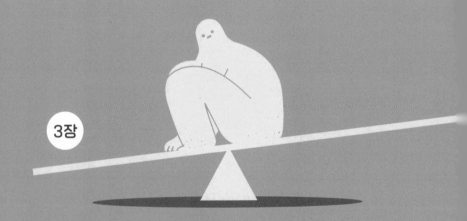

3장

어린이 건강

성장의 결과를 바꾸는 영양 충전의 비밀

키 성장
Growing Height

#종합비타민
#미네랄

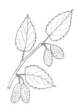

아이가 또래보다 유난히 키가 작아서 걱정하는 부모가 많습니다. 일반적으로 키는 유전적 요인이 중요해 부모의 키가 크면 아이도 크게 자란다고 생각하는데요. 키는 유전적 요인과 영양, 운동, 수면, 환경 등의 비유전적 요인이 복합적으로 작용해요. 대한성장의학회에 따르면 키 성장에서 유전적 요인의 영향은 23%에 지나지 않으며, 비유전적 요인의 영향이 77%를 차지해요. 비유전적 요인 중에서도 영양이 31%로 가장 크고, 운동이 20%, 수면과 환경이 각각 16%, 기타 요인이 10%의 순으로 영향을 줍니다.

이는 부모에게서 물려받은 키가 작아도 생활 습관이나 식습관에 따라 성인이 된 후 최종 키는 달라질 수 있다는 뜻이에요. 반대로 부모의 키가 크더라도 아이의 생활 습관이나 식습관이

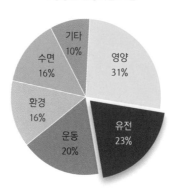

키 성장을 결정하는 요인

기타 10%
영양 31%
수면 16%
환경 16%
운동 20%
유전 23%

자료: 대한성장의학회

건강하지 않으면 부모만큼 키가 크지 못할 수 있어요. 평소 아이의 생활 방식이나 영양 상태가 좋지 못하다면 영양 보충제를 활용하는 것도 좋습니다.

편식이 심하거나 잔병치레가 잦다면 종합비타민과 미네랄

편식이 심한 아이라면 영양 균형 개선을 위해 종합비타민과 미네랄을 섭취하면 도움 될 수 있어요. 비타민과 미네랄이 결핍되면 다양한 증상이 나타나요. 예를 들어 비타민B$_2$(리보플래빈)나 비타민B$_6$(피리독신)가 결핍되면 입꼬리가 갈라지거나 입술 주변부 또는 입안에 염증이 생겨요. 비타민B$_7$(비오틴)이 결핍되면 손톱이 깨지거나 부서져요. 이럴 때는 종합비타민과 미네랄을 섭취하면 증상이 개선됩니다.

절대적인 식사량이 부족하고, 특히 육류와 유제품 섭취량이 적다면 단백질과 칼슘이 강화된 단백질 보충제를 활용하는 것도 좋아요. 근육과 골격 형성에 필수적인 단백질과 칼슘은 아이의 키 성장에서 매우 중요한 영양소 중 하나입니다. 평소 식사량이 충분하거나 유제품을 하루 한두 차례 먹으면서 정상적인 성장 패턴을 따른다면 별도로 영양 보충제를 섭취할 필요가 없어요.

잔병치레가 잦은 아이도 종합비타민과 미네랄 섭취를 권해요. 어른도 마찬가지지만, 몸이 아플 땐 평소보다 비타민과 미네랄 소모량이 커져요. 병마에 맞서 싸우고 회복되는 과정에서 비타민과 미네랄이 관여하는 생리적 기능이 활발하게 일어나기 때문이죠. 몸이 아플 때마다 식사량이 눈에 띄게 줄어든다면 성장에 큰 영향을 줄 수 있습니다.

키 성장 기능성이 인정되지 않은 홍삼

잔병치레가 잦은 아이의 면역력 증진을 목적으로 프로바이오틱스, 비타민D, 홍삼, 프로폴리스 추출물 등 다양한 성분이 활용되지만, 이런 성분들이 식사로 얻는 비타민과 미네랄을 보충하진 못해요. 홍삼 등을 먹고 식사량이 늘어났다면 괜찮아요. 그러나 홍삼 등을 먹어도 특별히 식사량에 변화가 없다면 종합비타민과 미네랄을 섭취하는 게 좋습니다.

면역력 증진을 위한 어린이 영양 보충제에 단골 성분으로 쓰이는 홍삼은 직접적으로 키 성장 기능성이 인정된 건 아니에요.

그러나 하루 섭취량에 인삼에 풍부한 사포닌 성분인 진세노사이드가 3mg 이상 함유되면 면역력 증진, 피로 회복, 혈소판 응집 억제를 통한 혈액 흐름 개선, 기억력 향상, 항산화에 도움을 줄 수 있어요.

국내에서 승인된 어린이 키 성장 기능성 원료

식약처에서 어린이 키 성장 기능성을 인정한 원료는 '황기 추출물 등 복합물' 하나입니다. 황기는 기가 빠지고 맥이 허하며 사지가 늘어지고 식욕과 의욕이 없을 때 먹으면 기력 회복을 돕는다고 해요.

황기 추출물 등 복합물은 만 7~12세의 신장이 25백분위수 이하인 남녀 어린이 97명을 대상으로 인체적용시험이 진행됐어요. 25백분위수 이하란 키 순서대로 나열할 때 1~25번째로 작은 아이들을 말해요. 실험 결과 12주 동안 영양 보충제를 먹지 않은 어린이 집단이 평균 1.92cm 성장할 때 영양 보충제를 먹은 어린이 집단은 2.25cm 성장했어요. 절대적인 수치는 미미하지만, 두 집단의 키 차이가 통계적 기준에서 의미 있다고 평가돼 키 성장 기능성이 인정됐어요. 원료 개발회사에 따르면 황기 추출물 등 복합물은 성장판 연골 세포의 수와 크기를 증가시켜 뼈 성장 속도를 높일 수 있다고 해요.

그러나 키 성장 영양제의 효과 여부에 대해서는 논란이 분분해 일반적 상황에서 추천하긴 애매한 점이 있어요. 가격이 비싸기도 하고요. 연구 결과에 따르면 또래보다 눈에 띄게 키가 작은 아이에 겐 도움 될 것으로 예상돼요. 아이의 성장은 적절한 식사량과 칼슘, 운동과 수면이 더 중요하다는 점을 기억하고, 아이의 생활 습관을 함께 점검하는 노력도 필요해요.

배부른 영양 결핍자

편식
Unbalanced Diet

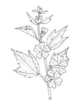

#아연
#철분

아이의 성장을 위해서는 잘 먹고, 잘 자고, 잘 움직이는 게 가장 중요합니다. '잘 먹는다'라는 건 성장에 필요한 '영양소'가 적절하게 공급된다는 의미이고, '잘 잔다'라는 건 성장 호르몬이 활발하게 분비될 수 있는 '조건'을 갖췄다는 뜻이에요. 마지막으로 '잘 움직인다'라는 건 뼈를 만드는 조골세포의 활동을 자극해 성장을 돕는다는 얘기예요.

잘 먹고, 잘 자고, 잘 움직이면 아이는 기본적으로 건강하고 튼튼하게 자랄 수 있습니다. 그중에서도 가장 중요한 건 먹는 것에 대해 좋은 습관을 갖는 일이에요. 편식이 심하거나 밥보다 간식을 먼저 찾는 식습관을 가진 아이라면 성장에 필요한 영양소를 제대로 얻기 어렵습니다.

아연은 입맛 없는 아이에게 가장 먼저 권하는 영양소

특정한 음식만을 가려서 먹는 편식이 심하면 영양 불균형으로 여러 가지 건강 문제가 생길 수 있어요. 특히 어린이 편식은 성장에 직접적인 영향을 주고, 잔병치레로 학습 능력이나 교우 관계 등에도 지장을 초래해요.

아이가 편식으로 영양 불균형이 심각하다면 기본적으로 종합비타민이 도움 될 수 있어요. 5세 이하 영유아의 경우 식사량이 현저히 적고 성장이 느리다면 아연과 철분을 따로 섭취하거나 아연과 철분이 강화된 종합비타민과 미네랄을 섭취하면 좋아요. 아연은 성장기 정상적인 세포 분열과 면역 기능에 필요해요. 철분은 온몸에 산소를 전달하는 헤모글로빈의 구성 성분으로서 세포 증식이 활발한 성장기에 요구량이 증가하죠.

아연과 철분은 체내에서 합성되지 않아 음식을 통해서만 얻을 수 있는 미량 미네랄이기 때문에 식사량이 부족하면 결핍 위험이 커요. 게다가 이 영양소들이 결핍되면 식욕이 떨어지는 경향이 있어 식사량이 더욱 감소하는 악순환에 빠지게 돼요. 이럴 때는 1개월 정도 영양 보충제로 아연과 철분을 섭취하면서 아이의 식사량이나 식욕 변화를 지켜보는 게 좋습니다. 아연은 약국에서 입맛 없는 아이에게 가장 먼저 권하는 대표적 영양소이기도 해요.

철분은 상한섭취량 이상 먹어야 빈혈 개선

철분은 식사로 충분히 보충하지 못하면 성장에 지장을 줄 수 있어요. 건강보험심사평가원에서 2021년에 발표한 조사 결과에 따르면 철결핍성 빈혈로 진료받은 날짜는 5세 이하 영유아가 5~14세 어린이보다 많아요. 참고로 15세 이상 청소년은 생리를 시작한 여자아이의 영향으로 철결핍성 빈혈 진료 일수가 증가해요. 정확한 철 결핍 상태는 혈액검사로 확인하지만, 아이의 성장 속도와 식습관 등으로 철분 보충 여부를 결정하기도 합니다.

일반적으로 건강 관리 목적으로 섭취하는 영양소는 안전성을 고려해 상한섭취량 이하로 먹는 걸 권장해요. 그러나 철분은 철결핍성 빈혈로 진단되면 상한섭취량 이상 먹어야 증상을 개선할 수 있습니다. 두 가지 이상의 영양 보충제를 섭취할 때는 합산한 양이 상한섭취량을 넘지 않도록 주의해야 해요. 〈2020 한국인 영양소 섭취 기준〉에 따르면 아연과 철분의 상한섭취량은 다음과 같습니다.

5세 이하 영유아의 아연과 철분 상한섭취량

연령	아연	철분
1~2세	6mg	40mg
3~5세	9mg	40mg

자료: 〈2020 한국인 영양소 섭취 기준〉

감기
Common Cold

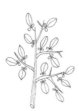

#엘더베리 #베타글루칸
#아연 #비타민D
#프로바이오틱스

보통 5세 이하 영유아는 연평균 6~8회 감기에 걸린다고 해요. 일반적인 감기 증상은 일주일 정도 지속되고 기침 등의 특정 증상은 3주 가까이 이어지기도 하죠. 감기는 원인 바이러스가 200개가 넘을 만큼 매우 다양한 상황에서 발생해요. 한 번 걸리더라도 다른 바이러스에 또다시 걸릴 수 있어 몇 달씩 감기약을 복용하는 아이도 있습니다.

감기에 도움 된다는 영양 보충제 과학적 근거 부족

5세 이하 영유아는 감기에 걸리면 보채고 식욕이 떨어지며 구토를 하는 등 다양한 증상이 나타납니다. 감기가 심하면 중이염이나 폐렴, 기관지염 같은 합병증이 생기기도 해요. 식사량이 부족하거나 또래보다 성장이 느린 아이는 잦은 감기가 성장에

배부른 영양 결핍자

지장을 줄 수 있어요.

일반적으로 병을 앓은 뒤 회복 기간에는 평상시보다 영양소 소모량이 증가해요. 감기에 걸려 식사량이 감소하면 회복 속도가 더뎌지게 돼요. 이런 이유로 감기에 자주 걸리는 아이에겐 면역력 개선에 도움 되는 영양 보충제와 종합영양제를 함께 활용합니다.

감기에 도움 된다고 알려진 영양 보충제들은 대개 과학적 근거가 부족해요. 많지 않은 연구 결과를 살펴봐도 영양 보충제를 먹고 감기를 앓는 횟수가 현저하게 감소한 사례는 없습니다. 하지만 영양 보충제를 먹으면 감기에 걸린 뒤 회복 기간을 줄이거나 체력이 떨어지는 걸 막는 데 도움 될 순 있어요.

아연, 비타민D, 프로바이오틱스 장기간 섭취하면 면역력 향상

인체적용시험 결과에 따르면 엘더베리 추출물이나 베타글루칸, 프로바이오틱스 등을 먹은 집단은 그렇지 않은 집단과 비교해 감기 증상의 지속 시간이 단축되고, 회사 결근이나 학교 결석 횟수가 줄어드는 것으로 나타났어요. 엘더베리 추출물은 자줏빛 검은색 열매를 가진 딸기류 식물로서 안토시아닌과 비타민C가 풍부해요. 두 가지 영양소는 면역계를 활성화해 병원균에 맞서는 우리 몸의 대응 능력과 회복 속도를 높여요. 베타글루칸은 다당류의 일종으로서 면역 세포를 활성화해 병원균의 침투를 막거나 병원균을 빠르게 제거해 면역력 향상에 도움을 줍니다.

아연과 비타민D, 프로바이오틱스는 장기간 섭취하면 면역 세포의 활동성을 개선해 면역력이 향상될 수 있어요. 면역계는 몸이 스스로를 보호하는 강력한 방어 체계예요. 외부에서 유입되거나 내부에서 발생한 세균과 바이러스 등의 독성 물질을 퇴치하고 건강 상태를 회복하는 역할을 합니다. 면역 세포의 활동성이 높은 사람은 체내에 유입된 세균이나 바이러스를 더 빠르게 처리할 수 있어요. 감기에 걸려도 열이 덜 나거나 회복 속도가 빨라지게 되죠. 평소 면역력을 챙겨야 하는 이유입니다.

영유아 빈혈
Infant Anemia

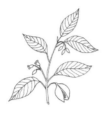

#철분

신생아는 어느 정도 체내에 저장된 철분을 갖고 태어납니다. 급격한 성장과 함께 혈액량이 늘어나면서 생후 4~5개월이면 체내에 저장된 철분이 거의 소진돼요. 이후 모유만으로 아이 성장에 필요한 철분을 공급할 수 없어 6개월쯤부터 이유식을 시작합니다. 이때 이유식을 통해 철분이 풍부한 음식을 충분히 챙겨준다면 따로 철분을 보충하지 않아도 돼요. 하지만 이유식을 늦게 시작하거나 이유식을 통한 철분 섭취가 부족하면 철결핍성 빈혈에 걸리기 쉽습니다. 미숙아나 저체중아라면 이런 현상이 더욱 두드러져요.

빈혈 상태가 깊어지면 성장에 문제 발생

철분이 부족하면 체내 산소 전달 능력이 떨어져 아이가 쉽게 지치고 피로감을 느낍니다. 빈혈 증상으로는 가벼운 어지럼증, 가슴 두근거림, 창백한 피부, 운동 시 호흡 곤란 등이 있어요. 영유아의 경우 식욕 감소, 과민성 증가, 졸음증이 나타나기도 해요. 빈혈 상태가 길어지면 성장에 문제가 생길 수 있으므로 생후 6개월부터는 권장섭취량의 철분제를 챙기는 것도 괜찮아요. 다만 분유를 충분히 섭취하고 이유식을 잘 먹는다면 별도의 철분 보충은 권하지 않아요.

생후 6개월부터 11개월 영아의 철분 권장섭취량은 하루 6mg 이고 상한섭취량은 하루 40mg이에요. 이는 음식과 영양 보충제로 얻는 철분의 총량을 말해요. 철분은 상한섭취량 이상 먹으면 변비, 구역질, 구토, 설사 등 위장 장애를 일으킬 수 있어요. 만일 아이가 철분제를 섭취한 후 변비가 생겼다면 섭취를 중단해야 해요. 아이가 먹다 남은 철분제는 부모가 섭취해도 괜찮습니다.

철결핍성 빈혈 치료 목적으로는 하루 50~100mg 철분 복용

온라인 쇼핑몰에서 판매하는 철분제는 모두 건강기능식품입니다. 건강기능식품은 철 결핍 관리 목적으로 활용되며 보통 상한섭취량 이하로 함유돼 있어요. 어린이용 철분제의 경우 1캡슐당 10mg 내외의 철분이 들어있어요. 이 용량은 철 결핍 관리 목적으로는 충분하지만, 철결핍성 빈혈을 치료하기엔 부족해요.

철결핍성 빈혈을 치료할 때 1세 이상 12세 미만 어린이는 하

어린이용 철분제 1일 섭취량당 철분 함량

구분	형태	1일 섭취량	철분 함량
제품 A	액상	2ml	14mg
제품 B	분말	1포	15mg
제품 C	추어블정	1정	7mg

루 50~100mg의 철분제를 복용해야 합니다. 철결핍성 빈혈이 의심되면 의사와 상담한 후 철분제를 구입하는 게 안전해요. 복용량과 복용 기간은 아이의 혈액검사 결과와 발달 상태에 따라 차이가 있어요. 일반적으로 철결핍성 빈혈을 진단받으면 적혈구 생존 기간과 체내에 저장된 철분을 고려해 최소 3~6개월 철분제 복용을 권하는데요. 철분제를 섭취한 기간이 3개월 미만이라면 이 기간도 지키는 게 좋습니다.

온라인 쇼핑몰에서 구입한 철분제도 1회 섭취량의 철분 함량을 확인한 후 섭취량을 늘릴 수 있어요. 어린이용 철분제는 맛을 좋게 만들기 위해 부형제*나 분말을 사용하는 경우가 많으므로 하루 섭취량을 늘려도 되는지 제조회사에 확인하는 게 좋습니다.

---

*   약제에 적당한 형태를 주거나 또는 용량이나 크기를 키우기 위한 목적으로 더해지는 물질을 말해요. 예를 들면 물약에서의 물, 가루약의 락토스와 녹말, 알약의 감초 가루, 글루코스 등이 있어요.

아토피 피부염
Atopic Dermatitis

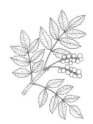

#프로바이오틱스
#프리바이오틱스

아토피 피부염은 심한 가려움증을 특징으로 하는 만성 염증성 피부 질환입니다. 저녁이나 한밤중에 가려움증이 심해지는데요. 이때 피부를 긁어 물집과 딱지가 지고 세균 감염으로 염증이 생겨요. 이 과정이 반복되면 피부가 점점 두꺼워지고 건조해집니다. 아토피 피부염은 주로 영유아기에 처음 발생하는데, 재발이 잦아 성인이 된 후에도 나아졌다가 나빠지기를 반복해요. 영유아기에는 아토피 피부염과 비슷한 증상의 피부염도 자주 발생하므로 초기에 전문가의 진단을 받는 게 좋습니다.

장내 환경 변화로 면역 불균형 해소

아토피 피부염은 매우 다양한 요소가 관여합니다. 특히 유전적 요인과 환경적 요인이 큰 영향을 미쳐 관리가 어려운 질환에 속해요. 이런 이유로 많은 사람이 아토피 피부염에 도움 되는 다양한 대체재에 관심을 보여요. 하지만 안타깝게도 아직 효과가 확실한 성분은 없어요. 2016년 미국 연구진이 아토피 피부염으로 고생하는 환자를 위해 아토피 피부염 치료에 활용된 다수의 영양 보충제 효과를 검토했어요. 그 결과 프로바이오틱스와 프리바이오틱스만 의미 있게 활용할 수 있는 것으로 나타났습니다.[*]

아토피 피부염 등 알레르기 질환에 자주 걸리는 아이는 건강한 아이에 비해 장내 유익균보다 유해균이 더 많은 것으로 알려져 있습니다. 이런 차이는 면역 세포 활동을 관장하는 조절 T세포를 감소시켜 알레르기 반응에 더 민감하게 반응하게 만들 수 있어요. 아토피 피부염 관리에 장내 유익균 증가에 도움 되는 프로바이오틱스와 프리바이오틱스를 활용하는 이유이기도 해요. 장내 환경을 변화시켜 면역 불균형으로 인한 아토피 피부염 증상을 완화하는 거죠.

---

[*] Schlichte M.J., Vandersall A., Katta R., "Diet and eczema: a review of dietary supplements for the treatment of atopic dermatitis," *Dermatology Practical & Conceptual*, 6(3) (2016) : 23-29.

8주 이상 섭취하면 아토피 피부염 중증도 지수 개선

프로바이오틱스는 영양 보충제마다 균주 구성과 섭취량 편차가 커서 선택 기준을 표준화하기 어렵습니다. 앞서 언급한 2016년 연구에서도 이런 한계점을 인정하지만, 환자 편의를 위해 간단한 기준을 정리했어요. 비피두스균 또는 락토균만 섭취하는 것보다 락토균과 비피두스균 등 다양한 균종이 혼합된 영양 보충제를 섭취하는 게 아토피 피부염 관리에 더 효과적이라는 의견이에요.

프리바이오틱스는 사람이 소화하지 못하는 성분으로서 장내 유익균 성장을 자극하고 유해균 성장을 억제하는 역할을 합니다. 쉽게 말하면 유익균의 먹이라 할 수 있어요. 프리바이오틱스 섭취와 아토피 피부염의 연관성은 관련 연구가 매우 적어 그 효과를 판단하기 어려워요. 앞서 살펴본 2016년 연구에서 프로바이오틱스와 프리바이오틱스를 혼합한 신바이오틱스와 아토피 피부염의 연관성을 분석한 바에 따르면, 최소 8주 이상 섭취할 경우 아토피 피부염 중증도SCORAD, Scoring Atopic Dermatitis 지수를 의미 있게 개선하는 것으로 나타났어요. 이를 근거로 판단하면 락토균과 비피두스균 등 다양한 균종이 혼합된 프로바이오틱스를 최소 8주 이상 섭취하면 아토피 피부염 관리에 도움 될 것으로 예상됩니다.

비타민D도 아토피 피부염에 도움 된다?

비타민D의 다양한 기능이 알려지면서 역학조사나 의료 기록을 활용한 연구 등에서 아토피 피부염 환자의 비타민D 혈중 농도가 낮다는 점을 주목했습니다. 연구자들은 비타민D의 알레르기 질환 관리 가능성에 관심을 집중했어요. 하지만 비타민D를 섭취한 그룹과 그렇지 않은 그룹으로 나눠 진행한 다수의 연구에서 반대 결과가 도출되면서 점차 관심이 사그라졌어요.

다만 2016년 연구 결과에 따르면 비타민D 혈중 농도가 매우 낮은 사람, 음식이나 공기 중 물질에 알레르기가 있는 사람, 잦은 세균성 피부염을 앓는 아토피 피부염 환자에게는 비타민D가 도움 될 수 있어요. 비타민D가 면역 세포의 활동성과 항균 펩타이드 카텔리시딘Cathelicidine 발현을 촉진한다는 점이 영향을 주는 것으로 예상됩니다.

기관지 천식
Bronchial Asthma

#프로폴리스

천식은 알레르기 염증 반응으로 기관지가 좁아지는 만성 호흡기 질환입니다. 기관지에 염증이 생기면 점막이 붓고 주변 근육이 수축하면서 기도가 좁아져요. 숨쉬기가 힘들고 가슴이 답답하며 기침이나 쌕쌕거리는 거친 숨소리가 나타나죠. 천식 환자의 기관지는 매우 예민해 약한 자극에도 이런 현상이 반복됩니다. 심한 천식 발작은 생명을 위협할 수 있지만, 기관지확장제 등 천식 치료약을 적절히 사용하고 자극 요인을 관리한다면 일상생활에 지장은 없어요.

기관지를 자극하는 환경적 요인 관리가 중요

천식은 유전적 요인과 환경적 요인이 모두 영향을 주는 알레르기 질환입니다. 알레르기는 정상을 벗어난 면역계가 과민 반응을 일으키는 현상이에요. 집먼지진드기와 꽃가루, 애완동물 털 등이 알레르기 반응을 자극하고, 감기나 스트레스, 기온 변화 등으로 인해 증상이 악화되기도 해요. 특히 담배 연기, 향수나 방향제, 음식 냄새, 실내외 공기오염은 천식 환자의 예민한 기관지를 심하게 자극해요. 다른 알레르기 질환보다 천식 환자는 환경적 요인을 더 엄격하게 관리해야 하는 이유이기도 합니다.

프로폴리스 추출물이 기관지에 좋다?

프로폴리스는 꿀벌이 생존과 번식을 위해 여러 식물에서 뽑아낸 수액에 침과 효소 등을 섞어서 만든 물질이에요. 유기물과 미네랄이 풍부하고, 항염 효과와 항산화 작용을 하는 플라보노이드가 100종 이상 들어있어 건강 관리에 다방면으로 도움을 줍니다.

프로폴리스 추출물은 꿀벌이 어떤 기후와 지리적 환경에서 자란 식물의 수액을 수집하느냐에 따라 성분 구성이 달라져요. 이런 이유로 프로폴리스 추출물은 주성분 중 하나인 플라보노이드의 양으로 기능성을 평가합니다. 하루 섭취량에 플라보노이드가 16~17mg 포함되면 항산화 작용에 도움을 줄 수 있어요.* 젤리나 스프레이, 필름, 추어블 캡슐, 분말 등과 같은 입에 직접 닿는 형태라면 플라보노이드 함량과 관계없이 구강 내 항균 작용을 촉진할 수 있습니다.

항산화 작용과 구강 내 항균 작용만 기능성 인정

국내에서 프로폴리스 추출물은 건강기능식품으로서 항산화 작용과 구강 내 항균 작용만 기능성이 인정됐습니다. 기능성은 인정되지 않았지만, 항산화 작용으로 염증 억제에도 도움 될 수 있어요. 염증 반응이 지속되면 체내에서 산화 스트레스가 증가하는데 이때 항산화제를 먹으면 면역 세포의 염증 물질 생성이 줄어들 수 있어요. 이런 이유로 프로폴리스 추출물은 오랫동안 각종 염증 관리에 활용됐어요. 하지만 성분 특성상 모든 사람에게 동일한 효능 효과를 보이지 않아 공식적으로 기능성이 인정되지 않았습니다.

---

* 건강기능식품 기준 및 규격이 일부 개정돼, 2024년 1월 1일부터는 하루 섭취량의 프로폴리스 추출물에 함유된 플라보노이드 총함량이 20~40mg일 때만 항산화 작용에 도움을 줄 수 있다고 표시됩니다.

알레르기 비염
Allergic Rhinitis

#구아바잎
#코 건강 유산균

알레르기 비염은 아토피 피부염, 기관지 천식과 더불어 3대 알레르기 질환에 속합니다. 코감기와는 다르게 발열이나 몸살, 목 통증 등 코 이외의 증상은 나타나지 않아요. 콧물 색깔도 달라요. 물처럼 맑은 콧물이 계속 흐르지만, 면역 세포와 바이러스의 전쟁으로 죽은 백혈구가 점차 쌓이면서 노란색이나 초록색으로 변해요.

일반적으로 비염은 염증으로 코점막이 붓고 충혈되면서 맑은 콧물과 재채기, 코 가려움증, 코막힘 등의 증상이 나타납니다. 발병 원인에 따라 감염성과 비감염성, 지속 기간에 따라 급성과 만성으로 나뉘어요. 대표적 감염성 비염은 흔히 코감기라고 말하는 급성 비염이에요. 급성 비염은 치료하지 않고 방치하거나 면역력 저하로 회복이 느리면 만성 비염으로 발전할 수 있습니다. 대표적 비감염성 비염으로는 알레르기 비염을 들 수 있어요.

콧물, 코막힘 증상이 심할 땐 영양 보충제 활용

알레르기 비염은 기관지 천식과 유사하게 집먼지진드기와 꽃가루, 애완동물 털, 곰팡이 등 특정 물질에 코점막이 과민 반응하는 질환이에요. 기온 변화, 공기오염, 스트레스 등은 증상을 악화시킵니다. 발작적인 재채기와 동시에 맑은 콧물, 눈과 코 가려움증, 코막힘 등의 증상이 나타나요. 항히스타민제를 복용하면 가려움과 재채기는 빠르게 완화됩니다. 콧물과 코막힘 증상이 심하면 1~2주 이상 약을 복용하기도 하는데, 입 마름이나 졸음 등의 부작용 때문에 영양 보충제를 활용하기도 해요.

현재 코 건강 기능성이 인정된 원료는 구아바잎 추출물 등 복합물과 '코 건강 유산균'으로 불리는 락토바실러스 플란타룸 IM76과 비피도박테리움 롱검 IM55 복합물 두 가지입니다. 구아바잎 추출물 등 복합물은 구아바잎 추출물, 녹차 추출물, 장미꽃잎 추출물 세 가지 성분이 혼합돼 있어요. 구아바잎 추출물 등 복합물의 인체적용시험을 살펴보면 섭취 2주 차에는 콧물과 재채기, 3주 차에는 코 가려움증이 눈에 띄게 개선됐어요.

코 건강 유산균은 섭취 1주 차에는 콧물, 섭취 4주 차에는 코막힘 증상이 호전됐습니다. 개인차가 있지만, 이런 결과만 놓고 보면 코 가려움증과 재채기 증상이 심하면 구아바잎 추출물 등

배부른 영양 결핍자

복합물, 코막힘 증상이 심하면 코 건강 유산균이 도움 될 수 있어요.

구아바잎 추출물 등 복합물은 자연의 항히스타민제

구아바잎 추출물 등 복합물은 구아바잎에 함유된 퀘르세틴 등의 플라보노이드 성분이 자연의 항히스타민제로 작용합니다. 여기에 녹차 추출물과 장미꽃잎 추출물을 혼합해 식물이 가진 항산화력을 강화했어요. 항산화력이란 체내에서 생성되는 활성산소의 공격을 차단하는 힘을 말해요. 활성산소는 염증 세포의 히스타민 분비를 자극해 알레르기 반응을 일으키는 것으로 알려져 있어요. 히스타민이 증가하면 혈관이 확장되면서 코가 막히고 염증 세포 이동이 활발해지며 콧물이 흘러요. 스트레스가 심하면 염증 반응이 격렬해지는 경향이 있습니다. 구아바잎 추출물 등 복합물을 먹으면 구아바잎 추출물, 녹차 추출물, 장미꽃잎 추출물 세 가지 성분의 시너지 작용으로 알레르기 반응이 줄어들어 비염 관리에 도움 될 수 있어요.

코 건강 유산균은 면역 과민 반응으로 코 건강 개선

코 건강 유산균은 락토바실러스 플란타룸 IM76과 비피도박테리움 롱검 IM55 두 가지 균주의 복합물입니다. 하루에 보장 균수 100억 CFUColony Forming Unit(콜로니 형성 단위)를 먹으면 면역 과민 반응으로 인한 코 건강을 개선하는 데 도움 될 수 있어요.

이들 코 건강 유산균은 면역 세포에 좋은 정보를 전달함으로써 코점막이 특정 항원에 과민 반응하지 않도록 돕습니다.

우리 몸 면역 세포 70% 이상이 존재하는 장 아래에는 '수지상 세포'라는 면역 세포가 있어요. 세포의 모양이 길고 뾰죽한 나뭇가지처럼 생겼다고 해서 붙여진 이름이에요. 수지상 세포는 장 세포 틈새로 뻗어 나가면서 장의 건강 상태를 확인한 후 다른 면역 세포에 정보를 전달합니다. 예를 들어 장내 유해균이 증가하면 이 정보를 전달해 면역 세포를 불러모은 후 유해균을 빠르게 처리해요. 반대로 장내 유익균이 증가하면 유익균에게 좋은 정보를 전달받아 면역 세포를 긍정적인 방향으로 성장시키죠.

지금까지 연구된 바에 의하면 코 건강 유산균은 알레르기 반응으로 증가하는 면역 세포 '호산구' 수, 면역 세포가 분비하는 과민 면역 관련 활성물질 감소에 도움을 줍니다. 특히 히스타민 분비를 자극하는 면역글로불린E IgE, Immunoglobulin E를 감소시켜 알레르기 비염 증상을 완화하는 효과가 있어요.

배부른 영양 결핍자

칼슘 결핍증
Calcipenia

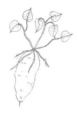

#칼슘

어린이 영양 보충제에 관심 많은 사람은 아무래도 밥을 잘 안 먹는 아이를 둔 부모들입니다. 아이의 식사량이 부족해 영양소가 결핍되면 면역력이 떨어지고 또래보다 성장과 발육이 느릴 수 있어요.

영유아나 성장기 어린이의 경우 칼슘을 권장섭취량보다 적게 섭취하면 성장이 지연되고 구루병, 골연화증, 골다공증 등의 발병 위험이 증가해요. 무엇보다 칼슘 섭취량이 부족하면 아이가 클 수 있는 만큼 키가 자라지 못할 수 있습니다. 아이의 키 성장에는 다양한 요소가 작용하지만, 칼슘 섭취량 부족도 성장 잠재력을 저해하는 요인으로 꼽혀요. 그렇다고 칼슘을 무조건 많이 먹는 것도 좋지 않습니다. 칼슘은 과다 섭취하면 혈관 등 체내 여러 곳에 침착되고, 과도하게 침착된 칼슘이 소변 배출 시

조직을 손상시켜 혈뇨가 발생할 수 있어요. 아이에게 칼슘 영양 보충제를 먹일 때 특별히 신경 써야 할 점은 무엇일까요?

칼슘을 과다 섭취하면 혈관 등에 침착

체내에서 칼슘의 99%는 뼈와 치아에 저장되고 나머지 1%는 혈액과 세포액, 근육 등에 분포하면서 근육 수축과 이완, 신호 전달, 호르몬 분비, 혈액 응고, 세포 대사 등 다양한 생리적 기능에 관여합니다. 이는 생명 유지에 필수적인 과정인 만큼, 혈액의 칼슘 농도는 여러 호르몬의 영향을 받아 매우 좁은 범위에서 정밀하게 조절돼요.

〈2020 한국인 영양소 섭취 기준〉에서 9~11세 어린이의 칼슘 상한섭취량은 하루 3,000mg이에요. 칼슘은 주요 급원 식품의 종류가 제한돼 있어, 식품을 통해 상한섭취량 이상 섭취할 가능성은 매우 희박해요. 하지만 칼슘을 음식이 아니라 영양 보충제로 고함량 섭취하면 혈액의 칼슘 농도가 급격히 증가하고, 혈관 등에 과량의 칼슘이 침착돼 위험할 수 있어요. 이런 이유로 칼슘 영양 보충제의 섭취량을 설정할 때는 상한섭취량을 기준으로 삼지 않아요.

하루 1,000mg 이상 칼슘 영양 보충제 섭취는 위험

칼슘 영양 보충제의 위험성은 한 번에 다량의 칼슘을 섭취하는 것과 관련돼 있습니다. 보통 영양 보충제로 칼슘을 하루

1,000mg 이상 섭취할 때 이런 위험이 커져요. 칼슘을 과량 섭취하면 갑자기 늘어난 혈액의 칼슘을 처리하는 과정에서 문제가 생겨요. 혈관 등으로 칼슘이 빠르게 이동하면서 쌓인 칼슘이 혈관을 딱딱하게 만들고 염증을 일으켜 심혈관 질환 발병 위험이 증가해요. 칼슘의 이용 효율이 떨어지고, 철분과 아연 등의 흡수를 저해할 수도 있어요.

하지만 칼슘을 권장섭취량 이내로 섭취하는 안전해요. 특히 성장기에는 골격 형성을 위해 칼슘 요구량이 증가해요. 이때 충분한 양의 칼슘을 먹지 않으면 골밀도 형성에 문제가 생겨 향후 골다공증 발병 위험이 증가합니다(칼슘에 대한 자세한 내용은 '골다공증'을 참고하세요).

하루 한두 차례 유제품을 먹는다면 칼슘 보충 필요 없어

칼슘은 유제품, 생선, 달걀, 콩류 등은 물론 시금치와 케일 같은 채소에도 풍부합니다. 하지만 우유나 치즈 등의 유제품을 하루 한두 차례 이상 먹지 않으면 일반적인 식사에서 칼슘 권장섭취량을 채우는 건 쉽지 않아요. 반대로 평소 유제품을 자주 먹고 과자나 라면 등을 하루 한 차례 이상 먹는다면 별도로 칼슘 보충제를 섭취하지 않아도 됩니다. 예를 들어 흰 우유 200ml를 마시면 200mg, 칼슘이 강화된 고칼슘 우유 200ml를 마시면 400~500mg의 칼슘을 얻어요. 새우깡 한 봉지를 먹으면 151mg, 진라면 순한맛 컵라면 큰 컵 하나를 먹으면 120mg의 칼슘을 보

성장기 청소년과 어린이 연령별 칼슘 권장섭취량

성별	연령(세)	권장섭취량(mg/일)
영유아 (남녀 공통)	1~2	500
	3~5	600
남성	6~8	700
	9~11	800
	12~14	1,000
	15~18	900
여성	6~8	700
	9~11	800
	12~14	900
	15~18	800

자료: <2020 한국인 영양소 섭취 기준>

충할 수 있어요.

칼슘 영양 보충제는 아이의 식습관을 고려해 선택하는 게 좋습니다. 칼슘 함량은 제품 포장의 영양 정보에서 확인할 수 있는데 우유는 100ml 기준으로 칼슘 함량이 적혀 있어, 하루에 마시는 우유 양에 따라 칼슘 섭취량을 알 수 있어요. 유제품을 매일 1~2회 먹는 게 아니라면 상황에 따라 칼슘제를 하루 200~600mg 섭취할 수 있어요.

소년은 300mg, 소녀는 360mg 적게 섭취

〈2020 한국인 영양소 섭취 기준〉의 칼슘 권장섭취량은 연령과 성별에 따라 다릅니다. 여기서 말하는 권장섭취량에는 음식을 통해 얻는 칼슘의 양도 포함돼요. 〈2020년 국민건강영양조사〉에 따르면 칼슘 권장섭취량 대비 남성은 68%, 여성은 61%를 섭취하고 있어요. 이 비율을 12~14세 남녀 청소년 권장섭취량에 적용하면 소년은 약 300mg, 소녀는 약 360mg의 칼슘을 적게 섭취하는 것으로 추정돼요.* 유제품이나 라면, 과자 등을 매일 한두 차례 이상 먹지 않는 이상 청소년은 하루 300~400mg의 칼슘 영양 보충제를 섭취해도 괜찮습니다.

---

* 연령별 평균 섭취 비율은 전체 평균 섭취 비율과 차이가 있으나 이해를 돕기 위해 전체 비율을 적용합니다.

어린이 수면 장애
Childhood Sleep Disorders

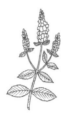

#테아닌 #마그네슘
#비타민D

　　　　　　　잠은 건강의 기본이에요. 수면 시간이 짧거나 자다가 자주 깨면 전반적인 회복력이 낮아져 면역력이 떨어집니다. 낮 시간에는 공부의 집중력이 떨어지고 짜증이 나거나 우울감이 생기기도 해요. 잠과 관련한 문제는 만성화되기 전에 관리하는 게 좋습니다. 현재 자녀의 수면 문제가 일상생활을 방해하지 않는 수준이라면 영양 보충제로 관리 가능해요. 하지만 일상생활이 무너질 정도로 심각한 수준이라면 반드시 전문가와 상담한 후 영양 보충제를 구입하는 게 좋아요.

수면 영양 보충제는 성인 대상으로 연구 진행

　보통 수면 건강 기능성이 표시된 영양 보충제는 성인을 대상으로 연구를 진행해 청소년에게 권하지 않습니다. 만일 청소년이 수면 건강 기능성이 표시된 영양 보충제를 섭취하고 싶다면 전문가와 상담한 후 체중과 건강 상태 등을 고려해 섭취 여부를 결정해야 해요.

인체적용시험과 섭취 후기 등을 고려할 때 수면 건강 기능성은 없지만, 청소년이 안전하게 섭취 가능한 성분은 테아닌, 마그네슘, 그리고 비타민D가 있습니다. 테아닌은 초등학생과 청소년을 대상으로 인체적용시험을 실시했고, 마그네슘과 비타민D는 나이와 관계없이 섭취할 수 있는 영양소예요.

집중력을 향상시키는 테아닌

테아닌을 먹으면 30분에서 1시간 이내 마음을 안정시키는 뇌파인 알파파가 증가해요. 알파파는 뇌에서 억제성 신경 전달 물질의 작용을 촉진해요. 우리가 명상을 하거나, 공부나 업무를 하며 주의를 집중하거나, 졸린 느낌이 드는 수면 초입에 증가하는 뇌파입니다. 이런 이유로 청소년용 영양 보충제에 집중력 향상 목적으로 자주 활용돼요. 테아닌을 먹으면 수면뿐 아니라 공부에도 도움 될 수 있어요.

낮 시간에 축적된 공부 스트레스로 인한 긴장감이 밤에 수면을 방해한다면 낮에 테아닌을 먹어도 됩니다. 인체적용시험과 섭취 후기를 살펴보면 테아닌은 잠드는 데 걸리는 시간을 줄이거나 수면의 질을 개선하는 데 도움을 주지만, 절대적인 수면 시간을 늘리진 못해요. 절대적인 수면 시간이 짧아 고민이라면 전문가 상담을 권해요.

수면 잠복기를 개선하는 마그네슘

마그네슘은 체내에서 흥분성 수용체 활동을 억제하고, 억제성 신경 전달 물질 작용을 촉진해 수면 조절에 중요한 역할을 하는 미네랄로 꼽힙니다. 노년기 불면증과 마그네슘 보충제 효과를 분석한 2021년 연구* 결과를 보면 마그네슘이 수면 잠복기 개선에는 효과가 있지만, 수면 시간 연장에는 큰 도움이 되지 않습니다. 마그네슘은 과다 섭취하면 설사나 묽은 변 등 이상 반응이 나타날 수 있어 연령별 상한섭취량 이하로 먹는 걸 권해요. 〈2020 한국인 영양소 섭취 기준〉에서 마그네슘 상한섭취량은 12~14세는 하루 270mg, 15세 이상은 하루 350mg입니다.

수면 장애와 연관성이 주목되는 비타민D

비타민D는 수면 장애와의 연관성 때문에 활용도가 높아지고 있는 영양소 중 하나예요. 수면에 관여하는 신경 전달 물질 작용에 비타민D가 영향을 준다고 보는 시각이 있습니다. 예를 들

---

*   Mah J. and Pitre T., "Oral magnesium supplementation for insomnia in older adults: a Systematic Review & Meta-Analysis," *BMC Complementary Medicine and Therapies*, 21(1) (2021) : 125.

어 2020년 《한국산업보건학회지》에 게재된 연구[**]에서는 교대 근무하는 사람들 가운데 낮 근무자 대비 밤 근무자의 낮은 비타민D 수치가 심한 불안 증상과 수면의 질 저하에 영향을 줄 가능성이 있다고 말해요.

비타민D 결핍은 짧은 수면 시간, 자다가 자주 깨거나 쉽게 잠들지 못하는 등 수면 장애와 연관됩니다. 마그네슘이나 테아닌 섭취로 해소되지 않는 수면 문제에 비타민D를 폭넓게 활용 가능해요. 다만 드물게 고함량 비타민D 섭취가 수면을 방해하는 사례도 있어 수면 건강 관리 목적의 비타민D 섭취량은 하루 1,000~2,000IU를 권합니다.

6세 이상 소아라면 호프와 길초근 추출물

일반의약품으로서 6세 이상 소아의 섭취가 허가된 숙면 영양 보충제를 먹는 것도 고려해볼 수 있어요. 수면 유도제 성분으로 진정 작용을 하는 호프와 길초근 추출물이 함유된 이 영양 보충제는 수면 호르몬 아데노신과 멜라토닌을 조절해 수면 리듬과 수면 유도 기전을 정상화해 불면증을 개선합니다. 4주간 섭취

[**]　Chae, C. H., and Park, Y. S., "Shift Work and Anxiety Symptoms at an Electronic Manufacture Company: The mediating effect of vitamin D and sleep quality," *Journal of Korean Society of Occupational and Environmental Hygiene*, 30(3)(2020) : 321–330.

하면 잠드는 데 걸리는 시간을 단축하는 것으로 나타났어요. 반면 생약 특유의 냄새 때문에 섭취를 어려워하는 사람이 많아 냄새에 예민하다면 추천하지 않아요.

어린이 변비
Childhood Constipation

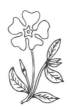

#식이섬유 강화 발효유

어린이 변비는 어른 변비보다 훨씬 관리하기 어렵습니다. 어린아이는 스스로 식습관과 수분 섭취량을 조절하지 못해 부모가 일일이 챙겨줘야 하기 때문이에요. 채소와 과일의 풍부한 식이섬유는 대변의 부피와 수분량을 늘려 배변 활동을 돕는 작용을 해요. 식이섬유를 꾸준히 섭취하면 변비 관리에 탁월한 효과가 있어요. 맛이 없다거나 양이 많다는 이유로 아이가 식이섬유를 먹기 싫어할 때는 식이섬유가 강화된 발효유를 활용하면 좋아요. 식이섬유가 강화된 발효유를 먹으면 식이섬유와 유산균, 그리고 칼슘까지 한 번에 얻을 수 있어요. 액상 타입이라 일반 식이섬유처럼 수분 섭취량을 늘리지 않아도 돼. 평소 수분 섭취량이 적은 아이들의 변비 관리에 사용하면 효과적입니다.

식이섬유는 성인과 유아의 요구량 차이가 크지 않아

식이섬유가 강화된 발효유를 구입할 땐 제품 포장에 표시된 식이섬유 함량을 확인해야 합니다. 비타민과 미네랄은 성인과 소아의 생리적 요구량 차이가 크지만, 식이섬유는 차이가 크지 않아요. 〈2020 한국인 영양소 섭취 기준〉에서 3~5세 유아의 식이섬유 충분섭취량은 하루 20g으로서 19세 이상 여성과 같아요. 충분섭취량은 권장섭취량을 설정할 만큼 근거가 충분하지 않을 때 제시하는 기준으로서 매우 안전한 함량에 속해요.

한 병에 식이섬유가 7,500mg이 함유된 발효유는 아이가 먹어도 괜찮아요. 다만 식이섬유가 강화된 발효유는 가루형 식이섬유보다 가격이 비싸고, 유통기한이 짧아 한꺼번에 대량 구입할 수 없다는 번거로움이 있어요. 이런 발효유는 가능하면 오프라인 마트나 편의점 유제품 코너에서 구입하는 게 좋습니다. 온라인에서 판매하는 비슷한 이름의 제품은 대개 성인이 먹는 것으로서 아이가 먹으면 마치 대장내시경 검사를 받기 전에 약을 먹은 것처럼 화장실을 들락날락거리게 됩니다. 그렇다고 식이섬유가 강화되지 않은 발효유를 먹는 건 일반 프로바이오틱스가 함유된 요구르트를 먹는 것과 같아요.

자일로올리고당이나 프락토올리고당도 배변 활동 개선

아이가 유제품을 싫어한다면 자일로올리고당이나 프락토올리고당이 함유된 영양 보충제를 활용하는 방법도 고려해볼 수 있어요. 두 가지 성분은 대장에 많이 사는 비피두스균을 늘려 배변 활동을 개선하는 데 도움을 줍니다. 프락토올리고당은 하루 3g 이상 섭취해야 하지만, 자일로올리고당은 700mg이면 충분해요.

변비 관리 목적이라면 프로바이오틱스가 함유된 제품을 섭취하는 것도 고려해볼 수 있어요. 이 경우 프로바이오틱스도 대장에 사는 비피두스균이 많이 함유된 제품을 고르는 게 좋아요. 보통 제품마다 균주 배합은 공개하지 않아 정확한 정보를 확인하기 어렵지만, 일부 제품은 함량을 공개하기도 합니다.

주요 영양소의 연령별 상한섭취량

비타민과 미네랄은 연령별로 생리적 요구량이 다릅니다. 어린이용 비타민 제조회사는 대개 구체적인 연령대를 설정해 제품을 설계해요. 예를 들어 A 회사는 3~14세 성장기 어린이와 청소년이 모두 섭취할 수 있는 영양소 함량의 제품을 만들어요. B 회사는 3~5세, C 회사는 3~11세의 권장섭취량을 고려해 제품을 만듭니다(각 제품의 구체적인 섭취 대상 연령은 온라인 쇼핑몰의 제품 상세페이지 또는 Q&A에서 확인할 수 있어요).

일반적으로 국내 어린이용 비타민과 미네랄 보충제는 〈2020 한국인 영양소 섭취 기준〉의 상한섭취량 이하로 설계됩니다. 여러 가

연령별 영양소 상한섭취량

연령	아연	철분	마그네슘	비타민A	비타민D
1~2세	6mg	40mg	60mg	600μg RAE	30μg(1,200IU)
3~5세	9mg	40mg	90mg	750μg RAE	35μg(1,400IU)
6~8세	13mg	40mg	130mg	1,100μg RAE	40μg(1,600IU)
9~11세	19mg	40mg	190mg	1,600μg RAE	60μg(2,400IU)
12~14세	27mg	40mg	270mg	2,300μg RAE	100μg(4,000IU)
15~18세	33mg	45mg	350mg	2,800μg RAE	100μg(4,000IU)

자료: <2020 한국인 영양소 섭취 기준>

지 비타민과 미네랄 중 어린이 영양 보충제에 자주 사용돼 두 가지 이상의 보충제를 먹을 때 과다 섭취 위험이 있는 영양소는 위의 표와 같아요. 그 외 영양소의 섭취량은 <2020 한국인 영양소 섭취 기준>을 참고하세요.

카페인 중독
Caffeine Intoxication

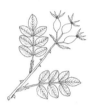

#비타민B군

공부할 때 졸음을 쫓고 집중력을 높이기 위해 카페인이 함유된 에너지 음료나 커피 우유를 찾는 청소년이 많습니다. 대표적 중독성 물질인 카페인은 청소년이 즐겨 마시는 콜라에도 들어있어요. 적정 섭취량을 초과하면 오히려 집중력이 떨어지고 초조함이 생길 수 있어요. 에너지 음료마다 함량 차이가 매우 커서 무심코 마시다 보면 적정 섭취량을 넘기기 쉬워요.

카페인 금단 현상은 주로 주말이나 평일 오전에 발생

카페인은 중추신경계를 자극해 각성 효과를 일으키는 작용을 합니다. 적정량의 카페인 섭취는 피로 회복과 집중력 향상에 도움 돼요. 반면 과다한 카페인 섭취는 이뇨 작용을 유발해 소변량 증가와 함께 속쓰림, 불면, 가슴 두근거림, 눈꺼풀 떨림 등 다양한 문제를 일으킵니다. 평소 설사를 동반한 과민대장증후군을 앓고 있다면 카페인이 장운동을 자극해 평소보다 배변 횟수가 늘어나기도 해요.

카페인을 장시간 다량 섭취하면 금단 현상도 생깁니다. 카페인 금단 현상은 주로 섭취량이 줄어드는 주말이나 아직 섭취하지 않은 평일 오전 시간에 나타나요. 대표적 증상은 피로감과 두통이에요. 이미 이런 증상을 경험하고 있다면 지금부터라도 카페인이 함유된 음료 섭취를 중단하는 게 좋아요.

청소년은 체중 1kg당 카페인 2.5mg 이하 섭취 권고

중독성 물질인 카페인은 안전성을 고려해 청소년은 체중 1kg당 카페인 2.5mg 이하 섭취를 권고합니다. 예를 들어 체중 50kg의 학생이라면 125mg 이하 카페인은 먹어도 돼요. 그러나 체중에 적합한 함량의 카페인을 먹어도 가슴 두근거림이나 눈꺼풀 떨림 등의 증상이 나타난다면 섭취량을 줄여야 해요.

식약처는 카페인 하루 권장섭취량을 체중 60kg 기준으로 성인은 400mg 이하, 임산부는 체중과 관계없이 300mg 이하, 그리고 어린이와 청소년은 체중 1kg당 2.5mg 이하로 제한해요. 이는 일반적으로 건강한 사람이 먹었을 때 부작용이 생기지 않으리라 예상되는 섭취량으로서 누구에게나 안전한 함량은 아니에요.

카페인은 사람마다 대사 속도의 차이가 커요. 건강한 사람을 기준으로 평균적인 카페인 반감기(물질의 양이 반으로 줄어드는 데 걸리는 시간)는 대략 5시간이지만, 이 또한 1시간 반에서 9시간 반까지 편차가 크다고 알려져 있어요. 이런 이유로 같은 양의 카페인 음료를 마셔도 섭취 후 반응은 저마다 다를 수 있습니다.

졸음 방지 목적이라면 비타민B군 영양 보충제 섭취

학생들이 즐겨 마시는 에너지 음료 한 캔에는 카페인이 적으면 60mg, 많으면 100mg이 들어있습니다. 편의점에서 쉽게 구입할 수 있는 대용량 커피나 커피 우유는 한 캔에 카페인이 260mg 함유된 제품도 있을 만큼 함량 차이가 커요. 하루 2회 이상 카페인이 함유된 음료를 먹는다면 꼭 음료에 표시된 카페인 함량을 확인하는 습관이 필요해요.

청소년이 즐겨 마시는 카페인 음료의 카페인 함량

제품	판매 단위	판매 단위당 카페인 함량
에너지 음료 A	250ml	60mg
에너지 음료 B	355ml	100mg
액상 커피 C	320ml	147mg
커피 우유 D	240ml	85mg
커피 우유 E	500ml	237mg

앞서 설명했듯 카페인 과다 섭취가 만성화되면 집중력 감소, 두통, 피로감, 짜증, 불면 등의 금단 현상이 나타나면서 카페인 섭취량이 더 늘어나는 악순환에 빠질 수 있어요. 만일 졸음을 쫓기 위해 카페인 음료를 즐겨 마신다면 에너지 생성에 도움되는 비타민B군 영양 보충제를 섭취하는 것도 도움 될 수 있습니다.

여드름

Acne

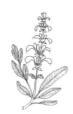

#비타민B$_5$

여드름은 털을 만드는 모낭에 붙어 있는 피지선에 생기는 염증입니다. 원래 피지는 모낭 벽을 따라 올라가 피부 밖으로 배출돼야 해요. 이 과정이 정상적으로 이뤄지지 않아 피지가 모낭 주변에 갇히면서 모낭 내에 살던 균들에 의해 염증 반응이 일어나는 것으로 알려져 있어요.

여드름은 보통 사춘기에 발생하지만, 성인에게도 많이 나타나요. 청소년 여드름은 남성에게 더 많이 발생하는 반면 성인 여드름은 여성에게 더 흔해요. 일반적으로 여드름은 호르몬 변화, 세균 감염, 유전성 요인 등으로 인해 발생하지만, 아직 정확한 원인은 밝혀지지 않았습니다. 여드름의 원인은 매우 다양한데, 비타민이 부족하고 지방과 당분이 많은 식사를 원인으로 꼽기도 해요.

여드름 관리 목적으로 고함량 비타민B₅를 먹는 사람들

여드름 관리 목적으로 고함량 비타민B$_5$(판토텐산)를 먹는 사람이 많습니다. 아예 효과가 없으면 찾지 않을 텐데 일부에서 긍정적 후기가 나오고 있어요. 연구자들은 판토텐산 섭취로 지질 대사가 원활해져 여드름 원인으로 지목되는 과도한 피지 분비가 억제되는 것으로 해석합니다. 또한 여드름은 스트레스가 심할 때 증가하는 경향을 보여요. 판토텐산은 스트레스 조절 작용에도 중요한 비타민이라는 점에서 판토텐산 섭취가 여드름 완화에 도움 될 수 있다는 의견이에요. 그러나 판토텐산이 여드름 관리에 도움을 주는 작용 기전이나 효능 효과는 여전히 불확실해요. 한 연구에서 고함량 판토텐산을 12주간 먹었을 때 여드름 병변의 숫자가 줄었다고 발표했으나 그 외의 근거는 찾아보기 힘듭니다.

판토텐산은 청소년도 섭취 가능

판토텐산은 우리 몸에서 지방산 합성 효소의 구성 성분으로 활용됩니다. 신경 전달 물질인 아세틸콜린의 합성을 돕고 콜레스테롤과 스테로이드, 지방산의 합성 과정에서 중요한 역할을 해요. 콜레스테롤은 부신에서 성호르몬과 스트레스 저항 호르몬의 원료로 사용돼요. 스트레스가 심하면 스트레스 저항 호르몬 합성이 증가하는데, 이때 스트레스 호르몬 원료로서 콜레스테롤 합성이 증가하면 자연스럽게 판토텐산 소모량도 늘어나는 것으로 알려져 있어요.

판토텐산은 과다 섭취로 인한 부작용이 알려지지 않아 상한 섭취량이 정해지지 않았어요. 수용성 비타민이므로 과다 섭취하면 소변으로 배출돼 청소년도 고함량 섭취가 가능해요. 그러나 판토텐산은 우리가 먹는 다수의 식품에 함유돼 있어요. 극심한 영양 결핍 상태가 아니라면 판토텐산 결핍은 거의 나타나지 않아요. 다만 스트레스가 심할 때 여드름이 악화되는 경향이 있다면 판토텐산과 함께 다양한 비타민B가 함유된 영양 보충제를 섭취하면 피부 재생과 스트레스 관리 등에 도움 될 수 있습니다.

바르는 판토텐산은 상처 관리 목적으로 활용 가능

여드름 치료는 조기에 면포(모낭 속에 고여 딱딱해진 피지)의 각질을 제거해 염증을 예방하거나, 염증이 발생한 후 염증을 억제하는 방식으로 진행됩니다. 여드름은 원인이 다양한 만큼 치료제도 여러 가지를 병용해요. 여드름이 생긴 부위에 직접 발라주는 국소 도포제에는 판토텐산 유도체인 덱스판테놀이 주성분인 것도 있어요. 이 약물은 일반의약품으로 약국에서만 구입 가능해요. 덱스판테놀은 세포 재생과 증식을 촉진해 피부 장벽을 개선하고, 건조함과 가려움증을 완화해 여드름 상처 관리 목적으로 활용돼요. 염증을 완화하는 스테로이드 성분이 아니므로 염증을 가라앉히는 여드름 치료제와는 그 기능이 다릅니다.

성조숙증
Precocious Puberty

#필수 영양소

아이들의 사춘기가 빨라지면서 성조숙증으로 고민하는 부모들이 많아요. 성조숙증은 또래보다 이차 성징이 나타나는 시기가 빠른 증상을 말합니다. 일반적으로 여아는 8세 전에 유방이 발달하거나, 남아는 9세 전에 고환이 커지는 증상이 나타나면 성조숙증을 의심해요.

성조숙증은 여아에게 더 흔하게 나타나는데 아직까지 그 원인은 밝혀지지 않았습니다. 다만 체지방 증가로 지방 세포에서 관련 물질 분비량이 늘어나면서 사춘기 발현이 앞당겨진다고 보고됐어요. 남아의 경우 다수에서 중추신경계 이상이 발견돼 다른 질환이 의심되면 뇌 자기공명영상MRI 검사나 복부 초음파 검사 등을 진행하기도 합니다.

성조숙증의 발생 원인은 불분명

성조숙증과 영양 보충제의 연관성에 관한 연구는 매우 부족합니다. 다만 환경 호르몬과 비만이 성조숙증에 영향을 주는 것으로 추정돼요. 특정한 영양소나 물질과 성조숙증의 연관성에 관한 연구 역시 찾아보기 힘들어요. 일부 영양소와 프로바이오틱스는 소수의 연구가 있지만, 결과가 서로 일치하지 않아요. 명확한 근거가 없어 각 물질의 작용 기전과 전문가 경험에 따라 추천하는 영양 보충제가 다를 수 있어요. 예를 들어 특정한 영양 보충제를 섭취한 후 성조숙증이 발생한 사례를 자주 관찰한 전문가라면 해당 영양 보충제 섭취를 중단하라고 권할 거예요.

생식 기능 발달을 촉진하는 영양소 과량 섭취는 금물

성조숙증은 보통 사춘기 지연 치료를 받습니다. 생식샘에 작용해 성호르몬 분비를 촉진하는 생식샘 자극 호르몬 분비를 선택적으로 차단해 성호르몬 분비를 억제함으로써 사춘기 증후를 감소시켜요. 이런 이유로 생식 기능 발달에 필요한 비타민A와 아연, 철분과 같은 영양소를 단일제로 과다 섭취하는 건 권하지 않습니다. 종합비타민과 미네랄에 권장섭취량 이하로 함유된 건 괜찮아요. 영양 보충제는 식사에서 부족한 영양소를 보충하는 만큼 성조숙증이 있다면 권장섭취량 이하로 먹는 게 안전해요. 다만 철결핍성 빈혈은 아이의 성장을 방해할 수 있으므로 전문가와 상담한 후 고함량 철분제를 6개월 이내로 섭취하는 걸 권합니다.

변비 관리 목적으로 먹는 프로바이오틱스도 아연이 들어있지 않다면 안전하게 섭취 가능합니다. 기관지 관리 목적으로 먹는 프로폴리스 추출물도 특별히 성호르몬에 영향을 주지 않아 섭취해도 돼요. 다만 담당 의사의 의견이 다르다면 의사의 권고를 따르는 게 좋습니다. 그 외 홍삼과 초유, 키 성장 영양 보충제 등은 전문가마다 의견이 달라 이 또한 의사와 상의한 후 섭취 여부를 결정해야 합니다.

특정 영양소보다 필수 영양소를 균형 있게 섭취

성조숙증 예방과 관리에 가장 중요한 건 특정 영양소가 아닌 탄수화물과 단백질, 지방, 비타민, 무기질 등 필수 영양소를 균형 있게 먹는 거예요. 여아가 콩이나 두유 등 여성 호르몬이 풍부한 음식을 많이 먹으면 성조숙증에 걸린다는 얘기도 있으나 과학적 근거가 부족해요. 달걀을 많이 먹으면 초경을 빨리한다는 얘기도 있어요. 그러나 질병관리청에 따르면 달걀에 함유된 성장 촉진제가 우리 몸에 유입되더라도 생물학적 활성이 없어 호르몬으로 작용하지 못하고 장에서 소화되므로 이른 초경과 무관합니다.

성조숙증이 있을 때 영양 보충제 섭취의 효용성에 대해서는 아직 명확한 근거가 부족합니다. 편식이 심하지 않다면 일반 식사로 영양소를 얻는 게 가장 좋아요. 편식으로 손톱이 깨지거나 입안이나 입 주변에 염증이 자주 생기면 비타민B군을 섭취하면 도움 돼요. 면역 관리 목적이라면 비타민C도 섭취 가능합니다. 과일로 먹는다면 더욱 좋고요.

항생제 부작용
Antibiotic Side Effects

#사카로미세스 보울라디

사람의 장에는 유익균과 유해균이 함께 살아갑니다. 항생제는 염증이 발생한 곳을 치료하지만, 작용 과정에서 장내 세균에도 영향을 줘요. 항생제를 복용한 후 설사나 묽은 변 등의 이상 반응이 장기간 이어지기도 하는데, 이런 경우에는 프로바이오틱스를 섭취하면 장내 환경 개선에 도움을 줄 수 있어요.

프로바이오틱스는 제품마다 균주 구성과 함량 상이

해외에서는 프로바이오틱스 원료 제조회사의 인체적용시험 주요 분야 중 하나가 항생제 복용 후 나타나는 설사입니다. 프로바이오틱스로 활용되는 균들은 항생제의 영향을 받지만, 균주명에 따라 항생제를 견디는 능력이 달라요. 균주명은 균주의

배부른 영양 결핍자

유전자형에 따라 다릅니다(균주명에 대한 자세한 내용은 '오늘 건강 챙겼니? ❻'을 참고하세요). 하지만 국내에서는 건강기능식품의 광고 심의 규정상 복약 후 발생한 문제를 치료한 내용을 광고할 수 없어 일반인이 파악하는 건 불가능해요.

모든 프로바이오틱스 균주가 항생제를 복용한 후 나타나는 설사를 개선하는 건 아니에요. 균주명마다 기능이 달라 오히려 일부 제품을 먹고 장운동이 활발해져 설사나 묽은 변 등의 이상 반응이 더 길어지기도 해요. 만일 항생제를 복용하거나 장염을 앓을 때 장 건강을 챙기려고 프로바이오틱스를 먹었는데 대변이 더 묽어졌다면 2~3일 복용을 중단하고 증상을 관찰하는 게 좋아요. 프로바이오틱스는 제품마다 균주 구성이나 함량이 달라 어떤 제품이 항생제 복용 후 설사를 완화하는 데 도움 된다고 추천하기 어렵습니다.

항생제 복용 후 설사 관리는 사카로미세스 보울라디

항생제를 복용하고 나타나는 설사를 관리할 때는 사카로미세스 보울라디Saccharomyces Boulardii*라는 효모균을 활용하는 게 좋습니다. 효모균은 세균인 락토균이나 비피두스균과는 달리 항

---

* 1950년 프랑스에서 개발된 프로바이오틱스입니다. 항생제 영향을 받지 않아 항생제 복용 후 설사 또는 감염성 설사를 관리할 때 활용되고 있어요.

생제 영향을 받지 않고 유해균 배출 능력이 뛰어나요. 만 6세 이하 소아의 항생제 처방 시 설사 예방 목적으로 처방되기도 합니다. 사카로미세스 보울라디균은 락토균이나 비피두스균과는 달리 장에 살지 않아요. 실제로 이 영양 성분 섭취를 중단하고 3일 정도 지나면 더 이상 대변에서 검출되지 않는 것으로 알려져 있습니다.

사카로미세스 보울라디균은 리치의 껍질에서 발견된 균이에요. 1920년대 콜레라가 유행한 남동아시아에서 리치와 망고스틴을 껍질째 먹은 사람들은 급성 설사 증상이 없다는 사실을 감지한 프랑스 과학자 앙리 불라르가 발견했습니다. 우리 몸에 살던 균이 아님에도 장내에서 살던 기존 균들과 조화를 이뤄 장내 환경을 개선해요. 특히 유해균을 흡착해 대변으로 배출해 장내 환경을 개선하는 기능이 탁월해 여행자 설사, 병원균이 물로 전파돼 발생하는 수인성 감염병으로 인한 설사 치료에 첫 번째 선택지로 쓰입니다.

사카로미세스 보울라디는 국내에서 급성 설사, 항생제로 인한 설사, 설사가 심한 과민대장증후군 등 다수의 소화기 질환 처방에도 쓰일 만큼 근거도 풍부해요. 그러나 변비 개선 효과가 약하고, 면역 기능 개선 연구 또한 락토균이나 비피두스균만큼 많지 않아요. 항생제로 인한 설사 증상 완화에는 효과적이므로 기존 프로바이오틱스로 관리되지 않았다면 사카로미세스 보울라디균이 도움 될 수 있습니다.

영양 보충제는 과다 섭취하면 아이의 성장에 부정적 영향을 줄 수 있습니다.

1. 젤리나 추어블 정제도 영양 보충제다. 텐텐은 하나면 충분!

텐텐은 약국에서만 살 수 있는 어린이 영양 보충제로서 아이들이 먹기 편한 추어블정입니다. 캐러멜처럼 생겨 함량이 낮다고 생각한 나머지 종합영양제와 함께 먹이는 사람이 많습니다. 이 제품은 섭취 가능한 연령과 용량이 정해진 영양 보충제예요. 정확한 섭취량을 지키고 다른 영양 보충제와 함께 먹일 때는 중복되는 성분 검토가 필요해요.

특히 텐텐은 우리 몸에 저장되는 지용성 비타민인 비타민A가 1정에 1,000IU, 비타민D가 250IU 들어있어요. 비타민A는 식사를 통해서도 얻기 때문에 연령별 권장섭취량과 상한섭취량을 고려해 섭취량을 설정해요. 텐텐의 경우 36개월부터 8세 미만은 하루 2정, 8세 이상은 하루 4정 섭취 가능해요. 비타민D는 따로 먹이는 경우도 많아 텐텐과 함께 먹이면 역시나 과다 섭취 위험이 있어요. 텐텐 이외에 다른 어린이 영양 보충제도 마찬가지예요.

2. 비타민도 많이 먹으면 설사할 수 있어요.
정해진 용법 지키기!

어린이 영양 보충제는 분말이나 씹어먹는 정제 등으로 많이 만듭니다. 맛을 좋게 하려고 대체감미료로 말티톨, 자일리톨, 소비톨, 에리스리톨 등의 당알코올도 사용해요. 이런 성분은 과량 먹으면 장내에서 유해균 성장을 촉진해 설사나 복부 팽만감 등을 일으킬 수 있어요. 일반 식품에도 많이 쓰이는 성분이므로 안전하지만, 여러 가지 영양 보충제를 섭취하면 의도치 않게 대체감미료 섭취량도 늘어납니다. 추어블 정제를 많이 먹으면 설사나 묽은 변 등 이상 반응이 늘어날 수 있어요. 만일 여러 가지 영양 보충제를 먹고 아이가 설사를 한다면 영양 보충제 개수나 용량을 줄이는 등 성분 검토가 필요해요.

3. 종합비타민은 식후에 먹는 게 좋아요.
지용성 비타민은 기름과 함께 흡수!

기름 성분과 함께 흡수되는 지용성 비타민이 함유된 종합비타민은 가능하면 식후에 먹는 게 좋습니다. 수시로 간식을 먹는 아이들은 밥이 아니라 간식을 먹은 후에 섭취해도 괜찮아요. 어린이 영양 보충제는 대부분 새콤달콤한 맛이어서 식전에 먹으면 입맛을 헤칠 수 있어요.

배부른 영양 결핍자

4. 철결핍성 빈혈 치료 목적 철분제는
우유와 함께 먹지 말 것!

우유나 영양 보충제에 들어있는 칼슘은 철분 흡수를 방해합니다. 칼슘과 철분을 함께 먹을 땐 최소 2시간 이상 간격을 두는 게 좋아요. 특히 철결핍성 빈혈을 치료한다면 영양 보충제 섭취법을 정확히 지켜야 해요. 섭취법을 지키지 않으면 철이 제대로 흡수되지 않아 약효가 떨어져요. 일반적인 영양 균형 관리 목적일 때는 흡수율 감소를 감수하고 함께 먹기도 해요.

5. 1세 미만 영유아 비타민D는
하루 400IU로 충분!

영유아는 하루 중 햇빛을 보는 시간이 적습니다. 육아로 실내에 머무는 시간이 긴 엄마도 비타민D가 결핍되기 쉬워요. 미국 소아과학회는 모유 수유아에게 엄마 젖꼭지에 떨어뜨려 먹이는 방식으로 하루 400IU 비타민D 섭취를 권해요. 이 조치는 미국 모유 수유아의 구루병 발병 사례가 보고되면서 강화된 사항이며, 용량은 구루병을 방지하기 위한 최소 섭취량입니다. 만일 아이가 분유를 충분히 먹거나 비타민D가 강화된 우유를 마신다면 별도의 비타민D 보충제는 필요하지 않아요. 비타민D는 과량 섭취하면 칼슘 흡수율을 높여 건강에 부정적 영향을 줄 수 있습니다.

프로바이오틱스는 우리 몸속에 들어가 건강에 좋은 효과를 주는 살아있는 균을 말합니다. 건강에 좋은 효과를 준다는 뜻을 강조해 '유익균'이라 해요. 2023년 6월 현재 건강기능식품 원료로서 식약처에서 인정한 19종의 프로바이오틱스를 사용할 수 있어요.

건강기능식품 제조회사는 19종의 프로바이오틱스를 활용해 원하는 대로 성분을 조합할 수 있습니다. 균주를 선택하고 특정 균주의 함량을 높이는 건 전적으로 제조회사의 자유예요. 하지만 모든 프로바이오틱스 식품은 유통기한이 끝날 때까지 최소 1억 CFU 이상의 균을 보증해야 건강기능식품으로 허가돼요. 유통기한 이전에 먹으면 항상 라벨에 표시된 것보다 더 많은 숫자의 프로바이오틱스를 섭취할 수 있습니다.

프로바이오틱스 식품의 원료명을 보면 균주 끝에 영문 또는 영문과 숫자가 섞인 명칭을 볼 수 있어요. 이를 프로바이오틱스의 '균주명 Strain Number'이라 합니다. 예를 들어 '락토바실러스 애시도필루스 NCFM'이라 표시되면 마지막 NCFM이 균주명이에요. 이는 같은 계열에 속하는 다양한 균주들을 구분하는 표시로서 사람으로 치면 동명이인을 구분하는 주민등록번호와 같아

식약처에서 인정한 프로바이오틱스 균종

균종	학명	
락토바실러스 Lactobacillus	*Lactobacillus acidophilus*	락토바실러스 애시도필러스
	Lactobacillus casei	락토바실러스 카제이
	Lactobacillus gasseri	락토바실러스 가세리
	Lactobacillus bulgaricus	락토바실러스 불가리쿠스
	Lactobacillus helveticus	락토바실러스 헬베티쿠스
	Lactobacillus fermentum	락토바실러스 퍼멘텀
	Lactobacillus paracasei	락토바실러스 파라카제이
	Lactobacillus plantarum	락토바실러스 플란타룸
	Lactobacillus reuteri	락토바실러스 루테리
	Lactobacillus rhamnosus	락토바실러스 람노서스
	Lactobacillus salivarius	락토바실러스 살리바리우스
락토코커스 Lactococcus	*Lactococcus lactis*	락토코커스 락티스
엔테로코커스 Enterococcus	*Enterococcus faecium*	엔테로코커스 패시움
	Enterococcus faecalis	엔테로코커스 패칼리스
스트렙토코커스 Streptococcus	*Streptococcus thermophilus*	스트렙토코커스 써모필러스
비피도박테리움 Bifidobacterium	*Bifidobacterium bifidum*	비피도박테리움 비피덤
	Bifidobacterium breve	비피도박테리움 브레브
	Bifidobacterium longum	비피도박테리움 롱검
	Bifidobacterium lactis	비피도박테리움 락티스

자료: 건강기능식품의 기준 및 규격

요. 생물 분류 체계에서 맨 앞의 '락토바실러스'는 '속'을, 가운데 '애시도필러스'는 '종'을 뜻합니다.

같은 종이라면 기본적 특성은 비슷해요. 예를 들어 락토바실러스 애시도필러스는 소장과 질에 많이 살고, 젖산을 생성해 유해균이 살기 어려운 환경을 조성해 유익균을 늘리고 유해균을 억제하죠. 하지만 균주명에 따라 유전자가 조금씩 달라 장내에서 다양한 대사산물(포스트바이오틱스)을 만드는 능력은 차이가 있어요. 즉 일반적인 유익균 증식과 유해균 억제, 배변 활동과 장 건강 개선에 도움을 줄 수 있는 기능은 비슷하지만, 체지방 감소나 갱년기 여성 건강, 질 건강, 피부 건강 등 특정 건강 관리 기능은 균주마다 다를 수 있어요. 이런 차이를 인체적용시험으로 증명한 균주라면 개별인정 원료로서 기능성에 별도의 내용을 추가할 수 있어요. 그렇지 않을 경우 일반적인 프로바이오틱스의 기능성만 표시돼요.

균주명이 있는 모든 균주가 인체적용시험을 한 건 아니에요. 균주명은 첫째로 원료 제조회사가 생산한 균주의 '관리번호'를 의미해요. 둘째로 이 연구에 활용된 균이 맞는지 확인하는 데 활용돼요. 사람마다 장의 상태와 식습관, 생활 습관이 달라 같은 제품을 먹어도 섭취 후 반응은 다를 수 있어요. 기존에 장에 살던 균들이나 우리가 먹은 프로바이오틱스 모두 우리가 먹는 음식에 가장 큰 영향을 받아요. 스트레스, 약물, 질환 등에 의해서도 장내 균총의 분포가 달라지죠. 만일 인체적용시험으로 구체적 기능성이 확인된 균주라면 식습관과 관계없이 누가 먹어도 비슷한 기능을 나타낼 가능성이 크죠. 이런 이유로 균주명을 활용해 각 균주가 인체적용시험을 했는지를 확인하기도 해요.

각 균주의 인체적용시험 실시 여부는 원료 제조회사 홈페이지에서 확인할 수 있습니다. 국내에서는 개별인정 원료가 아닌 이상 인체적용시험의 세부 내용을 광고할 수 없어요. 인체적용시험을 했다고 하는데 판매 사이트에 자세한 정보가 없다면 원료 제조회사 홈페이지를 찾아보면 돼요. 국내에서 널리 활용되는 대표적 프로바이오틱스 원료 제조회사 홈페이지 세 곳의 주소는 다음 표를 참고하세요.

국내 대표적 프로바이오틱스 원료 제조회사 인체적용시험 확인법

1. 듀폰(DuPont) 'Howaru' 프로바이오틱스
https://www.howaru.com/hcp/
'Health Benefit Areas' 항목에서 건강 영역별 자세한 내용 확인

2. 크리스찬한센(Chr.Hansen) 프로바이오틱스
https://www.chr-hansen.com/en/human-health-and-probiotics
'our probiotcs strains' 항목에서 각 균주명별 연구 확인

3. 로셀(Rosell) 프로바이오틱스
https://www.rosellinstitutelallemand.com/en/
'Clinical Research' 항목에서 연구별 내용 확인

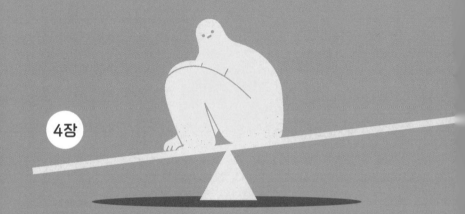

4장

노년층 건강

질병을 이기고 활력을 채우는 노쇠 관리법

대상포진
Herpes Zoster

#비타민
#단백질

극심한 통증. 대상포진을 경험한 사람들이 통증을 묘사할 때 쓰는 말입니다. 이 질환은 신경속에 숨어있는 수두-대상포진 바이러스가 활성화되면서 발생해요. 초기에 치료하지 않으면 신경 손상으로 '대상포진 후 신경통'으로 고생하기도 하죠. 최근에는 20~30대 청년층도 걸리지만, 여전히 50대 이상 중장년층에게 흔한 질환이에요.

스트레스로 면역력 저하

대상포진은 어린 시절 수두를 앓았던 사람의 몸속에 남아있던 바이러스가 성인이 된 후 다시 활성화되면서 발생합니다. 대상포진 바이러스는 우리 몸 곳곳에 분포한 신경을 따라 증식해요. 단순한 두드러기와는 달리 신경을 따라 띠 모양의 붉은 반

배부른 영양 결핍자

점과 여러 개의 물집이 잡혀요. 물집이 잡히기 전부터 반점이 생긴 부위에 바늘로 찌르는 듯한 통증이 나타나며, 발병 초기에는 피부 증상이 뚜렷하지 않은 경우도 있어요.

대상포진 바이러스를 깨우는 주된 원인은 면역력 저하입니다. 나이 들수록 대상포진 발병률이 높아지는 이유예요. 심한 감정적 스트레스 또는 김장이나 이사 등 무리한 신체 활동 후 면역력이 급격히 떨어지면 대상포진이 발생할 수 있어요.

치료를 위해서는 항바이러스제 복용과 충분한 휴식이 무엇보다 중요해요. 항바이러스제는 바이러스 복제를 억제해 대상포진 후 신경통을 일으킬 수 있는 신경 손상을 감소시켜요. 항바이러스제는 가급적 발병 초기에 복용하고, 정해진 양을 끝까지 먹어야 합병증을 줄일 수 있어요. 통증이 심하면 추가로 소염진통제 등을 활용하기도 합니다.

건강한 생활 습관이 최고의 예방법

일반적으로 대상포진을 앓고 나면 비타민과 미네랄 소모량이 증가해요. 식사를 통해 영양소가 충분히 공급되지 않으면 병을 앓고 난 후 피로감이 심해질 수 있습니다. 일반의약품 영양보충제에는 비타민A·B_1·B_2·B_6·C를 섭취하면 병을 앓는 동안이나 회복한 후 체력 저하를 막을 수 있다는 내용이 표시돼요. 반면 건강기능식품에는 비타민과 미네랄의 생리적 기능만 표시할 수 있어 직접적인 질환명이나 병을 앓고 난 후 회복에 도움 된다는 내용을 표시할 수 없습니다. 하지만 함유된 비타민의 성분과 함량이 같다면 동일한 효과를 기대할 수 있어요.

만일 체력 저하가 심하다면 비타민보다 아미노산이 함유된 자양 강장 영양 보충제나 단백질 보충제를 먹는 게 좋습니다. 아미노산은 단백질이 분해되어 소화되고 흡수되는 단위예요. 단백질은 효소와 호르몬, 항체를 구성하고 필수 영양소와 활성 물질의 이동과 저장에 필요해요. 근육, 결합 조직 등 신체 조직의 구성 성분이기도 하죠. 평소 식사에서 단백질 섭취량이 부족하면 병을 앓고 난 후 회복이 느려 피로감이 더 클 수 있습니다 (음식으로 섭취 가능한 단백질 함량에 대한 자세한 내용은 '오늘 건강 챙겼니? ❽'을 참고하세요).

자양 강장엔 영양 보충제보다 약이 중요

건강기능식품에 '자양 강장'이라는 기능성은 없습니다. 자양 강장은 몸에 영양분을 공급해 영양 불량이나 허약함을 다스리고 오장五臟의 기운을 튼튼하게 하는 일을 말해요. 영양 불량 개선 활동에서 장이 중요한 역할을 하기에 자양 강장을 위한 영양 보충제로 유산균을 많이 활용합니다. 그러나 자양 강장 영양 보충제가 필요하다면 일반의약품 영양 보충제를 섭취하는 게 좋아요.

일반의약품 영양 보충제에는 '자양 강장'이라는 효능 효과가 표

배부른 영양 결핍자

시된 제품이 있습니다. 주로 로열젤리나 생약 성분을 활용한 영양 보충제예요. 생약 성분 또한 건강기능식품에 부원료로 활용되지만, 일반의약품처럼 함량 표시나 평가 기준이 명확하지 않습니다. 그래서 같은 생약을 활용한 것처럼 보여도 보충제를 먹고 난 후 반응은 달라요. 자양 강장에 도움 되는 영양 보충제는 오랫동안 먹는 것보다 적절한 때 먹는 게 중요하므로 체력이 떨어지고 약해지기 전에 챙겨야 합니다.

혈압 관리
Blood Pressure Care

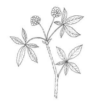

#코엔자임큐텐

건강은 건강할 때 챙겨야 해요. 알면서도 참 실천하기 어려운 일입니다. 신선한 과일과 채소를 충분히 섭취하고 술과 담배를 줄이고 신체 활동을 늘리는 등 평소보다 노력해야 할 게 너무 많기 때문이에요. 그나마 쉬운 방법으로 선택하는 게 '○○○에 도움을 줄 수 있다'고 광고하는 건강기능식품입니다. 하지만 건강기능식품이 모든 상황을 해결할 순 없어요. 특히 심장과 혈관에 직접적인 영향을 주는 혈압 관리 영양소의 경우 좀 더 신중한 선택이 필요합니다.

코엔자임큐텐은 약간 높은 혈압 관리에 도움

코엔자임큐텐은 우리 몸에서 합성되는 물질로서 항산화 작용과 에너지 생성 등에 필요합니다. 국내에서 허가된 혈압 조절

원료 중 가장 유명하고 많이 사용되는 성분이에요. 2023년 6월 현재 식약처에서 인정한 18개 혈압 조절 원료 중 유일한 고시형 원료로서 상대적으로 가격이 저렴하고 전 세계적으로 사용 경험과 연구 자료도 풍부하기 때문이에요.

국내에서 코엔자임큐텐은 하루 섭취량 90~100mg일 때 '항산화 작용과 높은 혈압 저하에 도움을 줄 수 있다'고 허가됐어요. 그런데 이상한 점이 있어요. 혈압 저하에 도움을 줄 수 있다는 근거 자료로 활용되는 2002년 논문*의 코엔자임큐텐 섭취량은 하루 200mg이라는 사실이에요. 매일 코엔자임큐텐 200mg을 12주 동안 섭취한 결과 수축기 혈압이 평균 4mmHg 낮아졌다고 하는데 이완기 혈압에 대해서는 특별한 설명이 없습니다.

그럼 해당 연구에 참여한 사람들의 처음 혈압은 어땠을까요? 논문을 더 살펴보면 대부분 '고혈압' 환자가 아닌 '고혈압 전단계' 또는 '주의 혈압'에 해당하는 사람들이 실험에 참여했어요. 참고로 수축기 혈압이 120~129mmHg이고 이완기 혈압이 80mmHg 미만일 때는 '주의 혈압', 수축기 혈압이 130~139mmHg이고 이완기 혈압이 80~89mmHg일 때는 '고혈압 전단계'로 진단해요.

이런 점을 고려할 때 고혈압으로 진단받기 전 약간 높은 혈압

---

* Hodgson J.M., Watts G.F., Playford D.A., Burke V. and Croft K.D., "Coenzyme Q10 improves blood pressure and glycaemic control: a controlled trial in subjects with type 2 diabetes," *Eur J Clin Nutr*, 56(11)(2002) : 1137-1142.

에서 코엔자임큐텐을 하루 200mg 12주 동안 섭취하면 수축기 혈압을 낮추는 데 도움을 줄 수 있지만, 이완기 혈압에는 큰 변화를 주지 못합니다. 하지만 국내에서는 고함량 코엔자임큐텐을 섭취한 후 드물게 발생하는 두통, 소화 불량 등의 이상 반응을 고려해 안전한 섭취량으로 하루 90~100mg을 제시해요.

혈압약을 복용할 만큼 높은 혈압 관리는 곤란

혈압을 관리하는 목적은 혈관과 심장이 받는 충격을 줄여 심뇌혈관 질환을 예방하고 사망률을 낮추는 데 있어요. 고혈압 진단 기준에서 정상 혈압이란 이런 위험도가 가장 낮은 최적 혈압을 의미해요. 혈압 관리법을 선택할 때 가장 중요한 건 장기간 안정적 혈압을 유지할 수 있는 최적의 방법을 찾는 일입니다.

다시 코엔자임큐텐 얘기로 돌아오면, 코엔자임큐텐이 혈압을 의미 있는 정도로 낮추기까지 걸리는 시간은 12주이며 그 정도는 4mmHg 전후예요. 만일 고혈압 전단계 또는 주의 혈압이라면 코엔자임큐텐으로 12주 동안 관리한 후 다음 방법을 선택할 수 있어요. 하지만 이미 수축기 혈압이 140mmHg 이상 또는 이완기 혈압이 90mmHg 이상이라면 곧바로 병원을 방문해야 합니다.

코엔자임큐텐의 혈압 저하 효능 효과를 고려할 때 고혈압 진단을 받았다면 3개월을 섭취해도 안정적 혈압에 도달하기 어려울 수 있어요. 특히 고혈압 전단계 또는 주의 혈압과 고혈압에 해당할 경우 혈관과 심장의 기능 손상 정도가 달라 코엔자임큐텐이 양쪽 그룹에서 동일한 강도로 효능 효과를 줄 수 있을지도 불명확합니다. 혈압 관리법으로 코엔자임큐텐을 선택했다면 수시로 혈압을 측정하며 자신의 상태를 관찰해야 해요.

소금 섭취 제한, 체중 감량 등도 병행

혈압 관리를 위해 코엔자임큐텐 등의 영양 보충제를 섭취하기로 마음먹었다면 최소 한 가지 이상의 생활 습관 개선도 병행하는 게 좋습니다. 소금 섭취 제한, 체중 감량, 절주, 운동, 그리고 식사 조절 등이 필요해요. 각각의 구체적인 기준과 실행 방안은 병원이나 약국 등에서 전문가에게 문의하면 도움을 받을 수 있습니다.

가능하면 금연도 권해요. 담배의 니코틴은 30여 분 동안 일시적으로 혈압과 맥박을 상승시키므로 하루 한 갑을 피운다면 거의 하루 종일 담배가 혈압에 영향을 줄 수 있어요. 흡연은 혈압이 안정적이더라도 심뇌혈관 질환을 유발하는 대표적 위험 인자이므로 혈관 건강을 위해 금연은 필수예요.

생활 습관 개선은 한 번에 모든 것을 바꾸기보다 현재 자신의 생활 방식을 고려해 실천 가능한 것부터 하나씩 개선하는 게 좋습니다. 혈압 관리는 장거리 달리기와 같아요. 오늘 하루 편하고 좋은 방법보다 장기간 꾸준히 실천하고 안정적인 관리가 가능한 방법을 선택해야 합니다.

혈관은 수축과 이완을 반복하며 전신으로 혈액을 전달합니다. 여름철에 날씨가 더워지면 혈관이 확장돼 정상 혈압을 유지하던 사람도 혈압이 낮아지는 경향이 있어요. 혈압이 낮아지면 혈액 흐름 변화로 앉았다 일어날 때 순간적으로 어지러움을 느끼는 등의 문제가 발생할 수 있습니다.

고혈압 치료는 주로 혈관 이완을 돕는 약물을 사용해요. 만일 고혈압 환자가 무더운 여름철에 장시간 외부 활동을 하면 평소보다 혈관이 지나치게 확장돼 일시적인 저혈압을 경험할 수 있습니다. 이럴 때 임의로 복용하던 혈압약 성분 함량을 낮추면 혈압이 조절되지 않아 혈관이 손상될 수 있어요. 유독 여름철에 기운이 빠지고 어지럼증 등을 자주 경험하는 고혈압 환자라면 병원에서 몸 상태를 점검하는 게 좋습니다.

겨울철에 날씨가 추워지면 반대 상황이 연출됩니다. 추운 날씨는 혈관을 수축시켜 혈압을 높일 수 있어요. 몹시 추운 날 외부 활동을 하면 우리 몸은 열 손실을 줄여 체온을 조절하기 위해 피부 근처 혈관을 수축시키기 때문이에요. 건강한 사람은 별다른 문제가 없지만, 고혈압 환자라면 얘기가 다릅니다. 특히 겨울철은 낮과 밤의 기온 차가 커서 혈관이 받는 충격이 더 커요. 이런 이유로 고혈압 환자의 경우 겨울철 외출이나 운동은 이른 아침보다 기온이 올라간 낮에 하는 게 좋아요.

당뇨병 합병증
Diabetic Complication

#알파리포산
#비타민B$_{12}$

당뇨 환자들이 즐겨 찾는 영양 보충제 성분은 크게 두 가지로 나뉩니다. 혈당 조절에 도움을 주는 성분과 당뇨병 합병증 관리에 도움을 주는 성분이에요. 혈당 조절을 돕는 성분은 치료약과 같이 빠른 속도로 강력하게 혈당을 낮추진 못합니다. 치료약을 대체할 순 없지만, 당뇨병 전단계에서 생활 습관 교정과 함께 활용하면 혈당 관리에 도움 될 수 있어요(혈당 관리에 도움 되는 영양 성분은 '당뇨병'을 참고하세요).

당뇨병 합병증은 혈당이 제대로 조절되지 않을 때 또는 당뇨약이 작용하는 과정에서 주로 발생해요. 당뇨병 합병증 관리 목적으로 많이 활용되는 성분에는 알파리포산Alpha-lipoic acid과 비타민B$_{12}$(코발라민)가 있습니다.

당뇨병성 말초신경병증 진행을 완화

알파리포산은 우리 몸에서 소량 생성되는 항산화 물질로서 티옥트산Thioctic acid이라고도 합니다. 미토콘드리아의 에너지 대사에 관여하고, 활성산소로 인한 세포 손상을 막아 당뇨병성 말초신경병증 진행을 저해하는 효과가 있어요. 당뇨병성 말초신경병증은 주로 손발이 저리거나 시리거나 따갑거나 하는 감각 이상 증상이 나타나요.

당뇨를 앓는 기간이 길어지면 장기간 고혈당에 노출되면서 신경섬유가 손상될 수 있어 혈당 관리가 무엇보다 중요합니다. 주로 보조요법으로 활용되는 알파리포산은 국내에서는 의사 처방이 필요한 전문의약품으로 분류돼요. 이는 혈당 조절이 원활하지 않을 때 임의로 사용하면 합병증 관리 소홀로 더 큰 문제가 발생할 수 있기 때문입니다. 특히 발의 감각 이상으로 상처나 궤양을 제때 눈치채지 못할 수 있어요.

알파리포산은 국내에서는 의사 처방이 필요한 성분이지만 해외에서는 일반 영양 보충제 성분으로 분류돼 누구나 쉽게 구입할 수 있습니다. 간혹 해외 직구를 하는 사람도 있어요. 정기적으로 의사 진료를 받고 혈당도 일정 범위로 조절된다면 알파리포산을 섭취해도 괜찮습니다. 하지만 혈당 조절이 원활하지 못하고 손발 저림 증상이 있는 사람이 합병증 관리 목적으로 섭취한다면 의사와 먼저 상의하는 게 좋아요. 알파리포산은 혈당을 조절하는 효능 효과는 없으므로 혈당 조절 영양소와 혼동해서도 안 돼요.

당뇨약 성분 '메트포르민' 장기간 복용하면 비타민B12 결핍

비타민B12는 DNA 합성과 세포 분열, 그리고 헴 단백질 합성을 촉진해 적혈구 생성에 중요한 역할을 합니다. 신경섬유를 둘러싸는 수초(미엘린) 합성에 관여해 신경계의 정상적인 기능 유지에도 필요해요. 비타민B12가 결핍되면 빈혈이 생겨 피로나 무기력감이 심해지고 혀의 통증이나 식욕 감퇴, 손발 저림 등의 신경 기능 장애가 나타날 수 있어요.

당뇨약으로 쓰이는 '메트포르민Metformin' 성분을 장기간 복용하면 비타민B12가 결핍될 수 있습니다. 이 성분은 인슐린 호르몬에 대한 세포 반응을 촉진해 혈중 포도당 활용도를 높임으로써 혈당을 낮춰요. 인슐린 분비에 직접 영향을 주지 않아 저혈당 위험이 낮고, 식욕을 떨어뜨려 체중 감소에도 도움 돼요. 이런 이유로 당뇨 치료의 기본 약물로 쓰이는데, 복용 기간이 길어지거나 복용량이 증가하면 비타민B12 결핍 증상이 나타날 수 있어요. 메트포르민이 소장의 비타민B12 흡수와 장내 세균의 비타민B12 합성을 방해해서 나타나는 결과로 예상돼요.

구체적으로 메트포르민을 얼마나 복용했을 때 비타민B12가 결핍되는지는 아직 불확실해요. 최근 연구*에 따르면 메트포르민 복용으로 인한 비타민B12 결핍 확률은 6~50%로 개인차도 매우 큽니다.

나이 들면 위 점막이 약해지면서 비타민B_{12} 흡수율이 감소합니다. 혈당 관리나 혈중 지질 관리 목적으로 비타민B_{12}가 풍부한 동물성 식품 섭취를 줄이는 것도 비타민B_{12} 결핍 위험을 높여요. 비타민B_{12}가 결핍되면 혈관과 신경에 복합적으로 부정적 영향을 줍니다. 메트포르민이 함유된 당뇨약을 복용하면서 손발 저림이나 피로감, 식욕 저하 등의 증상이 나타난다면 비타민B_{12}를 보충하는 게 좋아요.

---

*   Infante M., Leoni M., Caprio M. and Fabbri A., "Long-term metformin therapy and vitamin B12 deficiency: An association to bear in mind," *World Journal of Diabetes*, 12(7)(2021) : 916-931.

녹내장
Glaucoma

#은행잎 #빌베리
#피크노제놀

눈은 노화가 가장 빨리 나타나는 신체 부위 중 하나예요. '눈 건강' 하면 건조함, 피로감, 흐릿함, 침침함을 대표적 증상으로 꼽아요. 가벼운 증상이라면 비타민A, 오메가3, 루테인, 아스타잔틴 등의 보충제 섭취로 해소할 수 있어요. 그러나 녹내장, 백내장, 황반변성 등의 질환은 보충제로 가볍게 관리할 수 없어요. 특히 시신경이 손상돼 시야에 문제가 생길 때까지 특별한 자각 증상이 없다가 말기에 이르러 시야 장애와 시력 저하 증상이 나타나는 녹내장은 더욱 그렇지요. 그럼에도 '녹내장 영양 보충제'라는 검색어가 있을 만큼 영양 보충제에 대한 관심이 높은데요. 사람들은 왜 녹내장에 좋은 영양 보충제를 찾을까요?

치료 목표는 안압을 조절해 시신경 손상 방지

녹내장은 시신경 이상으로 시야 결손이 나타나는 '진행성 시신경병증'이에요. 녹내장을 진단받고 치료하지 않으면 현재 상태가 유지되거나 자연적으로 회복되는 게 아니라 시신경 손상이 지속돼 심하면 실명에 이르러요. 녹내장은 말기까지 증상을 느끼지 못하는 경우가 많고 40대 이후에 발병률이 증가하므로, 40대 이후 1년에 한두 번 안과 검진을 받으면 조기 발견해 치료를 시작할 수 있어요. 당뇨병, 심혈관 질환 등 전신 질환이 있거나 녹내장 가족력이 있는 40대라면 더욱 특별한 증상이 없더라도 안과 정기 검진을 추천해요.

시신경 손상의 주된 원인은 높은 안압과 함께 시신경의 혈류 장애를 꼽아요. 안압은 눈의 형태를 유지하고 안구 내부에 영양분을 공급하는 투명한 액체인 '방수'의 생성과 배출 기능에 의해 결정돼요. 예를 들어 눈의 심한 염증 등으로 방수 배출 통로에 문제가 생기면 방수가 조금씩 축적되며 안압이 높아져 시신경을 손상시킬 수 있어요. 그래서 녹내장의 기본 치료는 방수의 생성을 줄이고 배출을 촉진하는 안약을 사용해요. 질환의 정도에 따라 레이저 치료나 수술로 방수 배출을 원활하게 하는 치료도 시행하며, 필요할 경우 단기 복용으로 방수 생성을 억제하는 경구약도 처방해요. 전반적으로 치료에 사용되는 약의 종류나 수량, 방법은 다르더라도 공통적인 목표는 안압을 적정 범위로 조절해 시신경 손상을 막는 거예요.

녹내장 영양 보충제는 안압 조절이 원활할 때 효과적

녹내장 환자들이 치료를 받으면서 가장 많이 머리를 갸우뚱하는 순간은 정상 안압인데도 계속 안압을 낮추는 약을 처방받는 경우예요. 정상 안압은 10~20mmHg으로 보는데, 상대적으로 시신경이 약한 사람은 정상 안압에서도 시신경이 손상돼 안압을 더 낮은 범위에서 관리해요. 안과에서 진료할 때는 의사가, 약국에서 복약지도를 할 때는 약사가 이런 질환의 의미와 약의 활용 목적 등을 설명해도 환자들은 계속 새로운 정보를 찾아요. 약에 대한 과도한 두려움과 걱정, 그리고 '약을 사용하고 싶지 않다'라는 마음에서 나온 행동이 아닐까 싶은데요.

그 과정에서 접하는 정보가 바로 '녹내장 영양 보충제'예요. 녹내장 영양 보충제가 백해무익한 건 아니에요. 하지만 한 가지 확실한 건 안압이 제대로 조절되지 않는다면 아무리 비싼 녹내장 영양 보충제를 먹더라도 백해무익하다는 점이에요. 영양 보충제는 서서히 몸의 기능을 회복시켜 안압 조절과 시신경 혈액순환을 돕지만, 평소에 자신의 시신경을 보호할 만큼 적절한 안압을 유지하지 못하면 시신경 손상을 막는 건 어려워요.

녹내장 영양 보충제로 유명한 원료(피크노제놀과 빌베리 추출물 혼합물)의 인체적용시험에서도 같은 결과가 나왔어요. 안압을 낮추는 안약과 보충제를 함께 사용하면 안약만 단독 사용하는 것보다 더 낮은 안압에 도달하는 장점이 있지만, 보충제를 단독 섭취하면 안약보다 2~3배 느리게 안압이 낮아지고 최종

적으로 안약만큼 안압을 낮추지 못했어요.

녹내장 영양 보충제가 안압 조절에 도움을 줄 수 있는 건 항산화 작용으로 눈의 염증을 억제하고 혈류를 개선하기 때문으로 예상해요. 은행잎 추출물이 녹내장 치료에 보조요법으로 쓰이는 것 또한 말초 혈액 순환을 개선해 시신경 혈류를 개선하고 보호하는 목적으로 사용해요. 그러나 이때도 안압을 조절하는 안약이 항상 함께 처방되고 있음을 잊지 말아야 합니다.

녹내장 환자라면 금연은 필수

어떤 질환이든 치료와 함께 건강한 생활 습관이 함께해야 질환의 진행 속도를 늦추고 합병증을 막을 수 있어요. 녹내장은 눈의 뒤쪽인 시신경 혈류 공급을 방해하는 행동을 관리해야 해요.

대표적으로 금연을 권해요. 흡연은 일시적으로 안압을 끌어올리고 혈관 건강에도 악영향을 줘요. 혈압 환자도 같은 이유로 금연을 권하지만, 눈은 혈관이 더 얇고 안압의 범위도 좁아 흡연의 영양이 더 크게 나타나요. 적절한 수면도 필수예요. 충분한 수면을 취하지 못하면 눈의 건조감도 심해지지만, 녹내장이 있다면 안압이 상승할 수 있어 더욱 신경 써야 해요. 만일 현재 녹내장을 앓는데 갱년기나 스트레스 등으로 장기간 수면에 불편함을 겪고 있다면 꼭 수면 건강도 개선해야 해요.

넥타이도 약간 느슨하게 착용하는 게 좋아요. 심장에서 나온 혈액은 목을 통해 머리로 올라가 눈 부위 혈관을 통해 망막과 시신경을 순환하므로, 머리 쪽으로 혈액을 원활하게 보내려면 목 주변이 편해야 해요. 어두운 곳에서 책이나 스마트폰 등을 보는 것도 피해야 해요. 이런 습관은 누구한테나 나쁘지만, 녹내장 환자는 즉각적으로 영향을 받아요. 어두운 곳에서 가까운 거리의 물체를 보면 동공이 커지면서 방수 배출 통로가 막혀 안압이 올라갈 수 있기 때문이에요.

생활 습관 관리는 환자가 편안하게 삶을 유지할 수 있는 범위에서 선택하는 게 좋아요. 모든 습관을 지키려고 스트레스를 받는 건 또한 우리에게 도움 되지 않으니까요.

백내장
Cataract

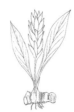

#오메가3

　　　　　　　백내장은 눈의 렌즈 역할을 하는 수정체가 노화로 혼탁해지면서 시야가 뿌옇게 흐려지고 점차 시력도 떨어지는 질환이에요. 백내장 환자는 수정체가 혼탁해져 빛이 망막에 정확히 초점을 맺지 못하고 흩어지므로 마치 유리창을 통해 보는 것처럼 시야가 뿌옇게 변해요. 개인차가 있지만, 이 질환은 증상이 서서히 나타나고 대개 증상이 진행되는 속도도 매우 느려요. 초기에는 안약으로 진행 속도를 조절하다가 일상생활이 불편할 만큼 증상이 심해지면 수술을 결정하는 경우가 많습니다.

　따라서 백내장은 정기 검진을 잘 챙겨야 해요. 정기 검진을 소홀히 하다가 증상이 너무 많이 진행돼 수정체가 매우 딱딱해진 상태로 수술을 하면 치료 기간이 길어지고 시력 회복도 느려

힘들 수 있어요. 백내장 진단을 받았다면 처방받은 안약을 잘 넣고 정기 점진을 지키면서 적절한 시기에 수술을 결정하는 게 중요합니다.

백내장도 대표적 실명의 원인 중 하나

백내장은 주로 노화로 인해 수정체 단백질이 변성되면서 발생해요. 그래서 노화 관리를 돕는 비타민C나 비타민E 등 항산화제를 섭취하면 백내장을 예방하고 증상의 진행 속도를 늦추는 데 도움 될 수 있다는 가설을 세우고 여러 연구가 진행됐어요. 안타깝게도 영양 보충제를 먹으면서 백내장을 예방하고 관리하는 건 어렵다는 쪽으로 결론 났어요. 다만 연구 결과와 참가자 특성을 세세히 살펴보면 평소 항산화 영양소 섭취가 부족한 사람의 백내장 진행 속도 조절에는 도움을 주는 것으로 해석돼요.

한국은 건강보험이 잘 정비돼 있고, 의료 기술이 뛰어나 백내장으로 실명되는 일은 거의 없어요. 하지만 세계적으로 보면 백내장은 대표적 실명 원인 중 하나로서 세계보건기구who에서 높은 관심을 갖고 있습니다. 특히 항산화 영양소가 풍부한 신선한 채소와 과일 섭취가 어려운 저소득 국가의 젊은 층에서 백내장으로 실명되는 사례가 많아요. 항산화 영양소와 백내장 예방에 관한 연구가 진행된 주요 배경이죠.

결론적으로 항산화 영양소 자체로 백내장 예방을 논하긴 어려워요. 하지만 개인 사정으로 백내장 수술 시기를 조율해야 하는 등의 특수한 상황에 처해 있다면 항산화 영양소를 활용하는 방안을 고려할 수 있어요.

오메가3는 백내장 수술 후 건조감 개선

백내장 수술 후 드물게 눈의 건조감이 심해지는 경우라면 오메가3가 도움 될 수 있어요. 백내장 수술은 아무래도 눈의 점막 등이 건조해지는 중장년층에서 많이 이뤄집니다. 수술 후 회복 과정에서 눈에 염증이 자주 발생하거나 인공눈물을 꾸준히 사용하지 않는다면 눈의 건조감이 심해질 수 있으니 주의가 필요해요.

오메가3는 눈물층의 가장 바깥 부분인 기름층을 분비하는 마이봄샘 염증을 완화해 눈물층 유지 시간을 늘려줌으로써 눈의 건조감을 해소해줍니다. 제대로 효과를 보려면 영양 보충제 섭취와 함께 반드시 수분층을 보충하는 인공눈물을 사용하는 게 좋습니다(눈의 건조감에 대한 자세한 내용은 '안구건조증'을 참고하세요).

안구건조증

Dry Eye Syndrome

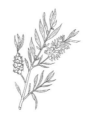

#오메가3 #비타민D
#비타민A #비타민B12

오메가3는 EPA와 DHA를 합쳐 하루 600~1,000mg을 먹으면 눈의 건조감을 개선하는 효과가 있습니다. 오메가3만으로 안구건조증이 해결되지 않는 경우도 많은데, 이럴 때 도움 되는 영양 보충제가 있을까요?

눈물 증발을 억제하는 오메가3와 비타민D

안구건조증은 점액층, 수분층, 지방층으로 구성된 눈물층이 불안정할 때 나타납니다. 결막의 술잔 세포에서 분비되는 점액은 안구 표면에서 눈물이 고르게 퍼지도록 해요. 대부분의 눈물층을 구성하는 수분층은 안구에 수분과 영양을 공급하고 병원균을 씻어내 눈을 보호하죠. 인공눈물은 수분층의 양을 늘리거나 지속 시간을 늘림으로써 안구건조증을 치료합니다. 위아래

눈꺼풀 테두리의 마이봄샘에서 분비되는 지방층은 수분층 증발을 막고 눈을 부드럽게 감고 뜰 수 있게 해요.

만일 마이봄샘에 문제가 생겨 지방층이 제대로 분비되지 않으면 눈물이 쉽게 증발해 안구건조증이 악화할 수 있습니다. 예를 들어 짙은 눈 화장, 먼지가 많은 환경, 만성 질환 등으로 마이봄샘에 염증이 생기면 지방층이 원활하게 분비되지 않아요. 이럴 때 오메가3나 비타민D를 먹으면 마이봄샘 염증 완화로 눈물층 증발을 억제해 눈의 건조감 개선에 도움을 주는 것으로 알려져 있어요.

마이봄샘이 먼지 등에 의해 막혔다면 영양 보충제만으로 관리가 어렵습니다. 그런 경우에는 온찜질 등으로 눈 표면을 따뜻하게 해 마이봄샘의 지질 분비를 돕는 것도 효과가 있어요. 영양 보충제나 생활 습관을 개선해도 일주일 내외로 증상이 호전되지 않으면 전문적 치료를 고려해야 합니다.

영양 상태가 나쁘거나 편식이 심하다면 비타민A

비타민A의 대표적 결핍증은 야맹증과 안구건조증입니다. 비타민A는 어두운 곳에서 시각 적응을 돕는 단백질 로돕신 합성에 필요해요. 세포 분화에 관여해 상피 세포의 성장과 발달은 물론 전반적인 피부와 점막 기능 유지에도 관여하죠. 비타민A가 부족하면 결막의 술잔 세포 기능이 정상적으로 작동하지 않아 점액층 분비에 문제가 생길 수 있어요. 점액층이 제대로 분비되지 않으면 눈물층이 불안정해져 각막과 결막이 건조해지는 안구건조증이 생겨요.

비타민A는 간에 저장돼 활용되는 지용성 비타민입니다. 이론적으로 정상적 식사를 하는 경우 비타민A 결핍증은 거의 일어나지 않죠. 한국인은 식단 특성상 동물성 식품보다 식물성 식품을 더 많이 섭취해 비타민A를 권장섭취량 수준으로 얻지 못하는 것으로 나타났어요. 식물성 식품에 존재하는 베타카로틴과 같은 카로티노이드 형태는 비타민A 활성이 낮아요. 특히 다이어트나 심한 편식, 노년기 식사량 감소로 영양 상태가 불량한 경우 비타민A 결핍 가능성이 더욱 커져요. 이런 경우 안구건조증 관리에 비타민A 보충이 도움 될 수 있어요.

비타민A로 안구건조증을 개선하려면 최소 하루 2,000IU(약 600㎍ RAE) 이상 먹어야 합니다. 간에 저장되는 특성을 고려해 보충제로서는 최대 하루 5,000IU(약 1,500㎍ RAE)까지 활용하는 게 좋아요.

눈 표면 통증이 심한 건조감은 비타민B$_{12}$

눈의 건조감이 심하면 이물감이나 뻑뻑함과 함께 눈 표면의 통증이 발생하기도 합니다. 안과에서 전문적 치료를 받으면서 다양한 약물을 사용해도 증상이 더디게 개선된다면 말초신경병증에 도움 되는 비타민B$_{12}$를 활용해볼 수 있어요. 소규모 연구지만, 눈의 신경병증 통증을 호소하는 심한 안구건조증 환자에게 비타민B$_{12}$를 보충했더니 증상이 개선됐다는 결과가 나왔어요. 오메가3나 비타민A만큼 관련 연구가 많진 않으나 비타민B$_{12}$의 안전성과 다양한 생리적 기능을 고려할 때 시도해볼 만합니다.

영양 보충제를 먹더라도 인공눈물을 비롯한 안약은 꾸준히 사용해야 해요. 인공눈물은 눈의 건조감을 일시적으로 완화하고 눈물층을 안정적으로 유지해 각막의 염증 회복을 돕는 약물입니다. 안구건조증은 생활적 요인과 환경적 요인이 크게 관여하는 질환인 만큼 생활 습관 관리도 중요해요. 영양 보충제는 보조요법에 불과하며 치료약의 효과를 완전히 대체할 수 없습니다.

배부른 영양 결핍자

혈액 순환
Blood Circulation

#은행잎 #비타민E
#아르기닌

기온이 떨어지면 말초 혈관이 수축하면서 혈액 순환에 문제가 생길 수 있어요. 말초 혈액 순환 개선에 도움 되는 영양 보충제는 대부분 혈액 흐름을 부드럽게 하거나 혈관을 확장하는 성분을 활용해요. 널리 알려진 오메가3 이외에 혈액 순환에 좋은 성분에는 무엇이 있을까요?

혈관을 확장하고 혈액 뭉침을 방해하는 은행잎 추출물

은행잎 추출물은 혈액 순환 개선과 항산화 작용에 효과적인 성분으로서 건강기능식품과 일반의약품 원료로 활용돼요. 일반의약품으로서 은행잎 추출물은 말초 동맥 순환 장애, 어지럼증, 혈관성 이명과 퇴행성 이명, 두통, 기억력 감퇴와 집중력 장애 등의 치매성 증상을 수반하는 기질성 뇌 기능 장애 개선으로 효능을 인정받았어요. 주로 말초 동맥 순환 장애, 어지럼증, 이명 등의 치료와 관리 보조제로 활용되고 있어요.

건강기능식품으로서 은행잎 추출물은 기억력 향상과 혈행 개선 효과로 기능성을 인정받았어요. 은행잎 추출물에 함유된 플라보노이드 성분이 혈소판 응집을 억제하고, 혈관을 확장시켜 혈액 순환 개선에 도움을 줘요. 항산화 작용으로 모세혈관 손상을 억제하고 신경계를 보호하며, 항염 작용 등이 입증돼 말초 혈행 개선제로 폭넓게 활용되고 있어요. 혈소판 응집을 억제하는 작용 기전의 특성상 심장 질환 등의 치료제로서 처방받은 혈행 개선제와 함께 섭취하면 출혈 위험이 있어 주의가 필요해요. 최근 수술을 받은 환자 또한 일시적으로 혈행 개선제를 복용할 수 있으므로 의사나 약사와 상의 후 섭취해야 합니다.

혈소판 응집을 방해해 혈행 개선을 돕는 비타민E

비타민E는 지용성 비타민으로서 건강기능식품과 일반의약품에서 모두 사용되는데, 일반의약품에서 말초 혈행 개선제로서의 활용도가 더 높아요. 비타민E가 함유된 일반의약품 영양 보충제는 말초 혈행 장애, 갱년기 어깨·목 결림, 손발 저림, 수족 냉증 등의 불편 증상을 개선하는 효과가 있어요.

비타민E는 항산화 작용으로 세포막 손상을 막고, 혈소판 응집을 방해해 말초 혈행 개선에 도움을 줘요. 비타민E 원료는 '디알파토코페롤 D-α-tocopherol'로 표시되는 천연 비타민E와 '디엘알파토코페롤DL-α-tocopherol' 또는 '토코페롤'로 표시되는 합성 비타민E 두 가지가 쓰여요. 두 원료의 차이는 활성도입니다. 원하는 효과를 얻기까지 섭취량의 차이는 있지만, 안전성이나 섭취 후 효능 면에서는 특별한 차이가 없어요. 비타민E도 혈소판 응집을 방해해 말초 혈행 개선을 돕기 때문에 심혈관 질환 치료 목적으로 혈행 개선제를 복용하려면 전문가와 상의해야 해요.

혈관을 이완시켜 혈행 개선을 돕는 아르기닌

오메가3는 기능성 성분인 EPA와 DHA가 체내에서 혈소판 응집 신호 합성을 방해하고 혈액 뭉침을 차단해 혈행 개선을 도와요. 반면 아르기닌은 혈액이 흐르는 길인 혈관을 확장함으로써 혈행 개선에 도움을 줘요. 혈관 안쪽의 막을 이루는 혈관 내피 세포는 스스로 혈관을 확장시키는 산화질소라는 물질을 생성해요. 스트레스, 노화 등으로 혈관 내피 세포가 손상되거나, 산화질소를 생성하는 원료가 부족하면 이런 능력이 서서히 떨어지면서 혈행에 문제가 발생할 수 있어요.

아르기닌은 산화질소를 생성하는 원료로서 작용해 혈관을 확장하고 말초 혈관 등 전반적인 혈행을 개선하는 효과가 있어요. 단백질 대사산물인 암모니아를 요소로 바꿔 배설하는 데 관여해, 일반의약품에서는 숙취 해소를 포함한 간 기능 개선 보조 치료제와 피로 회복제로도 활용돼요. 혈행 개선 효과로 체력 회복을 도와 운동하는 사람들에게도 유명하죠.

퇴행성 관절염
Degenerative Arthritis

#MSM #리프리놀
#보스웰리아

퇴행성 관절염은 관절을 보호하는 연골이 마모되거나 퇴행성 변화가 일어나 뼈와 인대 등이 손상돼 염증과 통증이 발생하는 질환이에요. 염증과 통증이 심하면 소염진통제를 복용하지만, 휴식이나 체중 감량 등의 생활 습관 개선으로 증상이 해소되기도 해요.

퇴행성 관절염이 진행되는 걸 완전히 멈출 방법은 없어요. 치료는 주로 통증을 줄이고 염증을 억제해 관절 기능을 유지하고 변형을 막는 방향으로 이뤄져요. 특히 물리 치료는 관절의 급격한 손상을 예방하고 운동 범위를 늘려 일상생활 회복에 도움을 줍니다.

관절 영양 보충제는 퇴행성 관절염 환자 대상으로 연구

관절 영양 보충제는 염증을 억제해 통증을 완화하고, 관절 연골의 구성 성분을 보충하는 데 도움을 줘요. 연골에는 혈관과 신경이 없어 마모된 연골이 완전히 재생되는 건 어려워요. 그러나 연골에 영양분을 공급하는 윤활액의 구성 성분을 보완하면 연골 회복에 도움을 순 있어요. 염증은 윤활액의 점도와 성분을 변화시켜 연골 마찰과 충격을 가중할 수 있습니다(관절 윤활액에 관한 자세한 내용은 '관절 연골'을 참고하세요).

관절 영양 보충제는 주로 퇴행성 관절염을 앓고 있는 사람들을 대상으로 연구돼요. 류머티스 관절염은 면역계 반응과 연관돼 영양 보충제만으로는 관리가 어렵기 때문이에요. 증상이 심하지 않은 퇴행성 관절염은 관절 영양 보충제만 먹어도 통증이나 염증이 개선되면서 일상생활이 편해지기도 해요. 다만 매일 소염진통제를 복용해야 하거나, 수술을 논의할 만큼 관절 연골이 크게 손상됐다면 영양 보충제로 관리가 어려워요.

염증 억제 성분과 연골 구성 성분 함께 섭취

퇴행성 관절염은 통증이 심할 때만 진통제를 복용하면서 치료하는 경우가 있어요. 이럴 때는 평소 관절 영양 보충제 섭취가 관절의 움직임 개선과 통증 관리에 도움을 줄 수 있어요. 관절 영양 보충제는 매우 많은 종류가 있습니다. 보통 염증을 억제하는 성분과 연골 구성 성분을 함께 섭취하면 한 가지만 먹는 것보다 더 빠른 효과를 기대할 수 있어요. 예를 들어 관절 염증을 억제하는 MSM과 연골 회복을 돕는 NAG(엔아세틸글루코사민)를 함께 먹으면 한 가지만 먹을 때보다 더 빠르게 관절의 불편감이 개선돼요.

간혹 관절 영양 보충제를 먹고 부종이나 소화 불량 등으로 불편감을 호소하는 사람도 있어요. 이럴 때는 개인차로 해당 성분이 자신에게 맞지 않는 것이니 다른 성분의 보충제로 변경하는 게 좋아요. 평소 영양 보충제 섭취 후 이상 반응을 자주 경험했거나 예민한 체질이라면 새로운 영양 보충제를 한 번에 다량 구입하는 건 자제해야 해요.

류머티스 관절염
Rheumatoid Arthritis

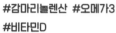

#감마리놀렌산 #오메가3
#비타민D

류머티스 관절염은 우리 몸에서 움직이는 거의 모든 관절에 발생합니다. 초기 증상으로 손발, 무릎, 팔꿈치 등 관절의 불편감과 함께 전신 피로감이 나타나는 특징이 있어요. 원인은 불명확하나 유전적 소인을 가진 사람의 면역계 이상과 연관된 것으로 봅니다. 남성보다 여성에게 자주 발생하고, 신체적·정신적 스트레스를 받은 후 발생하는 경향도 있어요.

면역계 이상으로 생기는 활막 염증이 원인

류머티스 관절염은 병의 원인이나 진행 양상이 퇴행성 관절염과는 달라 치료법에도 차이가 있어요. 퇴행성 관절염은 보통 관절을 많이 사용하거나 노화로 관절 연골이 손상되면서 발생해요. 그래서 평소 자주 사용하는 부위만 아프고, 적절한 휴식을 취하면 통증과 염증이 해소되기도 해요. 소염진통제를 복용하면 염증 물질이 생성되는 걸 막아 불편감을 줄일 수 있어요. 반면 류머티스 관절염은 주로 자가면역 증상이 병의 진행에 영향을 줘요. 본래 면역 세포는 외부로부터 우리 몸을 지키는 역할을 해요. 그런데 면역계 이상으로 면역 세포가 우리 몸을 공격하면서 생기는 증상을 자가면역 질환이라 해요.

류머티스 관절염은 퇴행성 관절염과는 달리 관절의 과도한 사용과 무관해요. 면역계 이상으로 관절을 둘러싼 활막에 염증이 생겨 윤활액이 증가하면서 부종과 통증이 발생해요. 염증 반응이 장기간 계속되면 염증성 활막 조직들이 연골과 뼈를 파고들면서 관절의 모양이 바뀌고 움직임에도 문제가 생길 수 있어요. 그래서 류머티스 관절염은 스테로이드제나 면역억제제 등을 활용해 면역계의 이상 반응을 개선하는 방식으로 치료가 이뤄져요.

'조조강직' 현상은 류머티스 관절염의 주된 특징

퇴행성 관절염은 염증이 생긴 부위만 아프지만, 류머티스 관절염은 관절에서 시작된 염증 물질이 전신으로 퍼지면서 각종 증상이 복합적으로 나타나요. 처음에는 피로감, 식욕 부진, 전신 쇠약감 등으로 증상이 평이해 다른 질환과 구분하기 어려워요. 아침에 일어나면 관절이 뻣뻣해 1시간 이상 지나야 움직임

배부른 영양 결핍자

이 편해지는 '조조강직' 현상은 류머티스 관절염의 주된 특징이에요.

류머티스 관절염은 일반적인 관절 영양 보충제가 증상 완화에 크게 도움 되지 않아요. 대신 염증 조절에 효과적인 감마리놀렌산, 오메가3, 비타민D가 도움 될 수 있어요. 이 성분들은 많지 않지만, 류머티스 관절염 환자를 대상으로 인체적용시험이 진행됐어요. 다만 치료약을 대체할 정도의 효능은 아니므로 염증에 좋은 음식을 먹는다는 느낌으로 활용하는 게 좋습니다.

면역 세포 활동에 영향을 주는 프로바이오틱스도 류머티스 관절염 관리 목적으로 활용해요. 하지만 프로바이오틱스와 류머티스 관절염의 연관성에 관한 과학적 근거가 희박해 우선적으로 추천하진 않아요.

근감소증
Sarcopenia

#단백질

30대 이후에는 누구나 근육 조직의 양과 근섬유의 수, 크기가 줄어 근육량과 근력이 떨어집니다. 하지만 정상적인 노화와 비교해 근육량이 지나치게 줄어들면 각종 신체 기능 저하로 건강에 문제가 생길 수 있어요. 이런 상태를 '근감소증', 사코페니아라고 해요. 사코 sarco 는 근육을, 페니아 penia 는 부족하다는 뜻이에요. 근감소증에 걸리면 근력 저하와 하지 무력감으로 걸음걸이가 느려지면서 바깥 활동량이 줄어들고, 근골격계 약화로 낙상과 골절 위험이 증가해요. 다양한 만성 질환과 감염 대응 능력이 떨어지면서 건강 상태가 급격히 나빠질 수 있어요. 결국에는 병원을 찾아야 하는 질병으로 발전할 수 있어 2021년 1월 질병으로 인식해 질병 코드가 부여됐어요.

노쇠 예방을 위한 단백질 권장 섭취량은 체중 1kg당 1.2g

그렇다고 모든 노년층의 근력 감소 증상이 근감소증으로 분류되는 건 아니에요. 걸음걸이 속도와 악력, 근육량 등을 근거로 근감소증을 진단하죠. 근감소증은 아직까지 뚜렷한 치료제가 없어 근력 운동과 함께 단백질이나 비타민D 등이 강화된 식이요법을 치료법으로 활용해요.

근력 감소로 생활요법 교정이 필요하다는 조언을 받았다면 단백질 보충제가 도움 될 수 있어요. 한국 노인을 대상으로 진행된 근감소증과 단백질 섭취량에 관한 연구가 부족해 근감소증 예방을 위한 단백질 권장섭취량을 설정하기 어려워요. 다만 한국영양학회와 대한노인병학회는 전문가 의견 등을 참고해 60세 이상 성인의 노쇠 예방을 위한 단백질 권장섭취량으로 체중 1kg당 1.2g을 제안합니다.

단백질 이외에 다른 성분도 들어있어 확인 필요

근육량 감소는 근력 약화로 연결돼 바깥 활동을 어렵게 만들고 전반적인 노년기 건강에 악영향을 줄 수 있어요. 평소 부모님이 소화 문제로 단백질 섭취를 꺼린다면 단백질 보충제 섭취가 도움 될 수 있어요. 대개 단백질 보충제에는 단백질뿐만 아니라 다양한 성분이 들어있으므로 구입할 때 반드시 성분을 확인해야 합니다.

예를 들어 A사의 성인용 분말형 단백질 보충제 1일 섭취량에는 칼슘 300mg, 마그네슘 100mg, 아연 8.5mg, 비타민D 800IU(20μg) 등이 들어있어요. 액상 형태 제품의 경우 1일 섭취량 1팩에는 칼슘 500mg, 비타민A 700μg RAE, 엽산 200μg, 비타민D 800IU(20μg) 등이 들어있고요. 이처럼 같은 회사의 단백질 보충제도 제품마다 성분 구성과 함량이 다를 뿐만 아니라 개별 영양소의 함량도 적지 않아, 다른 영양 보충제와 함께 먹으면 특정한 영양소를 과다 섭취할 수 있어요. 만일 평소 골다공증 관리 목적으로 칼슘제를 먹고 있다면 단백질 보충제를 구입할 때 칼슘이 들어있는지 살펴야 해요.

배부른 영양 결핍자

구내염

Stomatitis

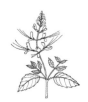

#비타민B$_2$
#비타민B$_6$

구내염은 우리가 피곤하고 스트레스를 받을 때면 어김없이 입안에 출몰하는 불청객이에요. 증상 형태에 따라 원인과 치료법이 달라요. 가장 흔한 증상은 영양 부족이나 스트레스 등 면역력이 떨어져 발생하는 아프타성 구내염이에요. 잇몸, 입술 안쪽, 혀 등 주로 입안에 1cm 미만의 둥근 궤양이 특징적으로 나타나며, 스트레스가 가장 큰 원인으로 꼽힙니다.

침에는 라이소자임, 락토페린 등의 항균 물질이 들어있는데 스트레스를 받으면 입안에 침이 마르면서 항균물질도 감소해요. 자연스레 감염에 취약해지면서 문제가 생기죠. 보통 10일 내외로 증상이 개선되지만, 통증이 심해 음식 섭취가 어려운 상황이라면 약국에서 판매하는 구내염 치료제나 영양 보충제가 도움 될 수 있어요.

약국에서 판매하는 다양한 구내염 치료제 역할

약국에 가면 다양한 형태와 성분의 구내염 치료제를 볼 수 있어요. 첫 번째는 구내염이 생긴 곳에 찍어 바르는 '폴리크레줄렌' 성분의 약이에요. 염증으로 손상된 세포를 파괴하고 제거해 구내염을 치료하죠. 사용법은 간단하지만, 약을 바를 때 통증이 심해 호불호가 극명한 치료제예요.

두 번째는 트리암시놀론, 덱사메타손 등 스테로이드 성분이 함유된 연고나 붙이는 약이에요. 상처 부위의 염증 반응을 줄여 구내염 치료를 도와요. 약을 바를 때 통증은 없지만, 음식을 먹을 때 약이 쉽게 제거돼 치료 효과가 떨어질 수 있습니다. 이 때문에 가능하면 식후나 자기 전에 바르는 걸 권하죠.

세 번째는 소염진통제인 디클로페낙 성분이 함유된 가글 형태의 약이에요. 하루 두세 번 가글하는 약으로서 입안 곳곳이나 연고 등을 사용하기 어려운 부위에 생긴 구내염 치료에 주로 사용하죠. 소염진통제인 점을 고려해 3~7일 이내 단기간 사용을 원칙으로 하며, 3일 정도 사용해도 차도가 없다면 치료법을 바꾸는 게 좋습니다.

마지막으로 먹는 구내염 치료제예요. 먹는 약에는 비타민 B_2(리보플래빈), 비타민B_6(피리독신), 비타민C(아스코르브산) 등의 비타민과 엘시스테인 등의 성분이 함께 들어있어요. 전반적

배부른 영양 결핍자

으로 입안 점막의 상처 회복을 돕고 피로 관리 효과가 있는 성분들로서, 충분한 휴식과 함께 섭취하면 구내염 증상이 호전될 수 있어요.

비타민B₂와 비타민B₆ 함량이 낮은 종합비타민도 다수

스트레스와 피로 등으로 구내염이 반복되는 경우 관리 목적으로 비타민B군 복합 영양 보충제를 장기간 섭취하기도 합니다. 이때 구내염 치료에 핵심적 역할을 하는 성분이 바로 비타민B_2와 비타민B_6예요.

일반의약품 영양 보충제에는 특정 비타민과 미네랄 함량이 기준치 이상 포함될 때 제품에 표기되는 효능 효과가 규정돼 있습니다. 구내염 영양 보충제에 활용되는 비타민B_2와 비타민B_6에 관한 내용을 보면 1일 섭취량을 기준으로 비타민B_2는 12mg, 비타민B_6는 50mg 이상일 때 구각염, 구순염, 구내염, 설염, 습진, 피부염 증상이 호전되는 효과가 있어요. 바꿔 말하면 1일 섭취량에서 비타민B_2 또는 비타민B_6 함량이 이에 미치지 못하면 구내염 치료와 관리에 효과를 볼 수 없어요.

일반적으로 각종 비타민과 미네랄이 혼합된 종합비타민은 비타민B군 함량이 낮은 제품도 많아요. 구내염, 구순염 등의 증상 관리 목적으로 영양 보충제를 섭취한다면 비타민B_2와 비타민B_6 함량을 꼭 확인해야 합니다. 특히 건강기능식품은 기능성 표시를 위한 기준 함량이 낮아 소량의 비타민B군이 포함된 제품도 많으므로 함량 확인이 필수예요.

비타민B군이 피로 관리에 효과가 좋긴 하지만, 과량 섭취하는 것 또한 주의해야 해요. 만일 구내염 관리 목적으로 비타민B군 영양 보충제를 섭취할 때 구역증, 식욕 부진, 복부 팽만감 등 위장 관련 불편 증상이 발생한다면 섭취를 중단하고 전문가와 상의하는 걸 권해요.

연간 5회 이상 구내염이 생긴다면 베체트병 의심

구내염은 피로나 스트레스 이외에 특정 질환으로 인해 발생하기도 합니다. 대표적으로 구강이나 생식기에 궤양이 생기고 피부 병변 등이 발생하는 베체트병이 있어요. 베체트병은 면역 체계 불균형으로 발생하는 자가면역 질환으로서 일반적인 비타민 보충제로는 관리 불가능해요.

베체트병의 대표적 증상은 연간 5회 이상 구내염이 자주 생긴다는 거예요. 스트레스나 피로 등으로 구내염의 원인이 뚜렷하다면 큰 문제가 없습니다. 그러나 특별한 이유가 없는데도 연간 5회 이상 구내염이 반복된다면 반드시 전문가 상담이 필요해요. 구내염이 3주 이상 지속되고 시간이 지날수록 궤양이 커지면서 궤양 주변이 단단해진다면 설암의 징후일 수 있어요.

스트레스나 피로 등으로 발생한 구내염은 따로 영양 보충제를 섭취하지 않아도 충분한 휴식을 취한다면 10일 이내 회복돼요. 다만 회복 기간에 음식을 먹을 때 통증이 심하고 불편해 식사량이 감소하면서 영양 상태가 나빠질 수 있어, 약이나 영양 보충제를 활용해 회복 기간이 단축될 수 있도록 도울 수 있어요. 구내염 치료의 기본 조건은 충분한 휴식과 영양입니다. 평소 구내염 때문에 고생한다면 치료제나 영양 보충제와 함께 자신의 생활을 되돌아볼 필요가 있어요.

이명
Tinnitus

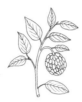

#은행잎 #아연
#비타민B_{12}

이명은 특별한 외부 소리 자극이 없는데도 귓속이나 머릿속에서 소리가 들린다고 느끼는 증상을 말해요. 이명의 약 70%는 원인을 예상할 수 있지만, 30%는 명확한 원인을 찾기 어려워요. 다수의 이명은 내이 질환이나 외이염, 중이염, 두경부 외상 등 특정 질환과 관련되어 있고, 오랫동안 소음에 노출되는 것도 이명의 원인이 될 수 있어요.

이명의 원인이 다양하다 보니 아직 확실한 이명 치료제는 없습니다. 다만 신경안정제나 항우울제를 복용하면 증상이 악화하는 현상을 막을 수 있어요. 이명이 말초 혈액 순환 문제와 관련돼 있다면 은행잎 추출물과 같은 플라보노이드 성분을 섭취하면 증상이 호전되기도 해요. 은행잎 추출물은 항산화 작용으로 귀와 혈관의 손상을 막고, 혈소판 응집을 억제해 내이의 혈류를 개선함으로써 증상 개선에 도움을 줘요. 그 외에 소규모 연구지만, 아연과 비타민B_{12}(코발라민)도 이명 증상 개선 효과가 있다는 결과가 나왔어요.

아연은 중년 이후 이명 증상 완화에 도움

아연은 정상적인 면역 기능과 세포 분열에 필수적이며, 체내 항산화 시스템 유지에 중요한 영양소예요. 내이의 달팽이관과 청각 신경의 신경 전달 물질로 추정되는 글루탐산 자극 반응 조절에도 관여하는 것으로 알려져 있어요. 아연 결핍으로 이런 신경 자극이 정상적으로 작동하지 않으면 이명이 악화할 수 있어요.

특히 나이 들수록 아연 결핍이 심화되는 경향이 있어, 한때 중년 이후 이명 증상 완화에 도움 될 수 있다며 아연에 관심이 집중된 적이 있어요. 하지만 2016년 〈코크런 리뷰〉에서 아연 보충과 이명 증상 완화의 연관성은 매우 낮다고 발표했어요. 과학적 근거만 놓고 보자면 이명 관리에 아연을 우선 제안하긴 어려워요. 하지만 아연이 필수 미량 미네랄로서 다양한 생리적 기능에 관여하고, 또 비교적 가격이 저렴한 영양 보충제라는 점에서 한 번쯤 활용해볼 순 있어요.

비타민B_12가 결핍되면 신경 전달 물질 합성에 문제 발생

비타민B$_{12}$는 아연보다 더 연구 결과를 찾아보기 어렵습니다. 다만 정상인과 비교해 이명 환자의 비타민B$_{12}$ 결핍률이 높다는 몇몇 연구 결과가 있어요. 이를 근거로 비타민B$_{12}$를 주사로 보충했더니 이명 증상이 완화된 것으로 나타났어요. 그러나 정상인은 비타민B$_{12}$에 특별한 변화가 없었어요.

평소 손발 저림이나 피로 등의 증상이 있다면 비타민B$_{12}$ 섭취가 이명 증상 완화에 도움 될 수 있어요. 비타민B$_{12}$가 결핍되면 비타민B$_{12}$ 의존성 효소 반응에 문제가 생길 수 있습니다. 그 결과 신경 세포의 수초와 신경 전달 물질 합성이 원활하게 이뤄지지 않고, 혈관의 독성 물질인 호모시스테인 증가로 신경 독성 물질이 유발될 수 있어요. 비타민B$_{12}$ 결핍이 이명을 유발하는 현상 또한 이런 부분과 연관된 것으로 예상됩니다.

이석증
Otolithiasis

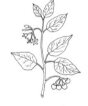

#칼슘
#비타민D

이석증은 주변이 빙글빙글 도는 느낌의 심한 어지럼증이 수초에서 1분가량 지속되다가 저절로 좋아지는 일이 반복돼요. 귓속 깊은 곳에 있는 반고리관에서 이석이 흘러다녀 발생하는 증상입니다. 반고리관은 움직임을 감지해 우리가 몸의 균형을 잡을 수 있도록 조절하는 기능을 해요. 이석은 반고리관 주변에서 균형을 유지하고 중력 변화를 감지하는 역할을 하죠. 이런 이석이 원래 있어야 할 곳에서 떨어져 나와 반고리관 내부의 액체에 들어가거나 특정 위치에 붙어 있으면 자세 변화를 느끼는 신경이 과도하게 자극되면서 심한 어지럼증이 발생합니다.

특별한 치료법은 없고 40대 이후 자주 발생

이석의 탈출 원인은 확실치 않아요. 그러나 40대 이후 자주 발생하고, 골밀도 감소가 영향을 주는 것으로 알려져 칼슘과 비타민D를 이석증 관리 목적으로 활용합니다. 칼슘과 비타민D 보충이 이석증을 치료하진 못하지만, 이석증 재발 횟수를 줄이는 데 도움 될 순 있어요. 특히 평소 비타민D 결핍 증상을 보인 사람이 이석증에 걸렸을 경우 효과를 볼 수 있습니다. 충남대병원 의료진이 약 1,000명의 이석증 환자를 대상으로 진행한 연구에서도 혈중 비타민D 수치가 정상 이하인 환자의 경우 비타민D 보충이 이석증 재발 횟수 감소에 도움을 주는 것으로 나타났어요.

이석증은 보통 특별한 치료를 받지 않아도 수주 내 호전되는 경우가 많아요. 후유증도 거의 없습니다. 하지만 재발이 잦으면 삶의 질을 떨어뜨릴 수 있으므로 발병 초기에 정확한 진단과 치료가 중요해요. 치료법은 제자리를 벗어난 이석을 원래 자리로 되돌리는 '이석 치환술'이 주로 활용됩니다. 고개를 이리저리 돌려가며 반고리관에 들어간 이석을 원래 자리로 이동시키는 치료법이에요. 의사가 치료법을 교육할 때 내용을 정확히 이해해야 비슷한 증상이 발생했을 때 효과적으로 대처할 수 있습니다.

코끼리 코를 도는 것처럼 어지럽다면 메니에르병 의심

보통 머리가 어지러우면 빈혈이라 생각합니다. 피로가 풀리

배부른 영양 결핍자

지 않고, 머리가 어지러우면서 정신을 잃을 것처럼 아득한 느낌이 든다면 빈혈이 원인일 수 있어요. 빈혈은 전신에 산소가 충분히 공급되지 못하면서 생기는 질환으로서 기운이 없고 머리가 어지러운 증상이 나타납니다.

하지만 코끼리 코를 도는 것처럼 머리가 어지럽거나 땅으로 꺼지는 느낌이 든다면 메니에르병이 원인일 수 있어요. 이석증의 어지럼증은 머리를 움직일 때와 같이 특정 자세에서 주로 나타나고 30초에서 1분 정도 지나면 저절로 사라지지만, 메니에르병은 심한 어지럼증이 수십 분에서 수 시간 동안 이어져요. 이명, 한쪽 귀가 잘 안 들리거나 귀가 먹먹한 증상도 발생해요. 몸속에 염분이 증가해 내림프액이 많아지면 압력 상승으로 증상이 심해질 수 있으므로 식습관 관리도 필요해요.

콜레스테롤

Cholesterol

#키토산 #식이섬유 #레시틴
#홍국 #감마리놀렌산
#폴리코사놀-사탕수수왁스알코올

우리 몸에 필요한 콜레스테롤의 75~80%는 간에서 합성됩니다. 콜레스테롤 수치가 높다면 운동이나 식단 조절보다 체내 콜레스테롤 합성을 막는 약을 우선 고려해야 해요. 잘못된 식습관이나 생활 습관 또한 콜레스테롤 합성을 자극할 수 있어요. 아직 약을 복용할 단계가 아니라면 생활 습관 교정이 콜레스테롤 수치 개선에 도움 될 수 있어요.

체중 감량은 대표적 콜레스테롤 개선법

콜레스테롤 수치 개선에 효과적인 대표적 생활 습관 교정법은 체중을 줄이는 거예요. 과도한 열량 섭취로 몸에 여분의 에너지가 증가하면 자연스레 체중 증가로 이어집니다. 이런 여분

배부른 영양 결핍자

의 에너지는 간에서 콜레스테롤 합성을 촉진할 수 있어요. 그러나 정상 체중이나 저체중이라면 무리한 체중 감량은 오히려 뼈나 근육을 약하게 할 수 있어 주의가 필요해요. 이럴 때는 식습관 개선으로 적절한 체중을 유지하면서 혈중 콜레스테롤을 관리할 수 있습니다.

콜레스테롤 관리를 위한 식습관 개선의 핵심은 포화지방산과 트랜스지방 섭취를 줄이고 식이섬유를 많이 먹는 거예요. 평소 술을 즐긴다면 알코올 섭취를 줄이는 것도 필요해요. 최근 심혈관 질환 관리를 위한 식습관 개선 방향은 단일 영양소 섭취를 늘리거나 줄이지 않고 전반적인 식사의 질 변화를 강조합니다. 한국지질동맥경화학회가 발표한 2022년 이상지질혈증 진료 지침에서는 다양한 식사 방침을 반영해 혈중 지질 관리를 위한 한국인의 식생활 맞춤 권장 식품과 주의 식품을 제안해요. 식사할 때 주의 식품을 먹는 횟수나 양을 줄이고 권장 식품 섭취를 늘리는 것도 고려해볼 만해요. 다만 권장 식품이라도 과도한 열량 섭취는 콜레스테롤 합성을 자극할 수 있으므로 적정 식사량을 지켜야 해요.

운동은 혈중 중성지방 감소 효과

운동의 콜레스테롤 수치 개선 효과는 미약해요. 비만이거나 과체중이라면 운동이 체중 감량을 도와 콜레스테롤 수치를 개선할 수 있어요. 하지만 정상 체중이나 저체중이라면 운동만으

이상지질혈증 관리를 위한 권장 식품과 주의 식품

식품군	권장 식품	주의 식품
어육류·콩류·알류	- 생선 - 콩, 두부 - 기름기 적은 살코기 - 껍질을 벗긴 가금류 - 달걀	- 분쇄한 고기, 갈비, 육류 내장(간, 허파, 콩팥, 곱창, 모래주머니 등) - 가금류 껍질, 튀긴 닭 - 고지방 육가공품(햄, 소시지, 베이컨 등)
유제품	- 탈지유, 탈지분유, 저지방·무지방 우유와 그 제품 - 저지방 치즈	- 연유와 그 제품 - 치즈 - 아이스크림 - 커피 크림
유지류	- 불포화지방산(옥수수유, 올리브유, 들기름, 대두유, 해바라기유) - 저지방·무지방 샐러드드레싱	- 버터, 돼지기름, 쇼트닝, 베이컨기름, 소기름 - 치즈, 전유로 만든 샐러드드레싱 - 단단한 마가린
곡류	- 잡곡, 통밀	- 버터, 마가린이 주성분인 빵, 케이크 - 고지방 과자, 버터팝콘 - 파이, 도넛
국	- 조리 후 지방을 제거한 국	- 기름이 많은 국, 크림수프
채소류·과일류	- 신선한 채소, 해조류, 과일	- 튀기거나 버터, 치즈, 크림, 소스가 첨가된 채소와 과일 - 가당 가공품(과일 통조림 등)
기타	- 견과류(땅콩, 호두 등)	- 초콜릿, 단음식 - 코코넛기름, 야자유를 사용한 제품 - 튀긴 간식류

자료: 한국지질동맥경화학회

로 콜레스테롤 수치를 개선하기엔 한계가 있습니다. 운동이 나쁜 콜레스테롤인 LDL를 줄이거나 좋은 콜레스테롤인 HDL을 늘린다는 일부 연구 결과도 있지만, 공식적으로 인정된 건 없어요.

대신 운동은 에너지원인 지방 사용량을 늘려 혈중 중성지방을 낮추는 효과가 뛰어나요. 심폐 기능과 혈관 내피세포 기능을 촉진해 혈압을 안정시키고 근육량을 늘려 인슐린 저항성을 개선하기도 해요. 전반적인 심혈관 건강 관리를 위해서는 적절한 운동이 필수입니다.

영양 보충제의 혈중 콜레스테롤 개선 작용

혈중 콜레스테롤을 개선하는 영양 보충제는 크게 세 가지 방식으로 작용해요. 첫째, 소장에서 음식에 들어있는 콜레스테롤이 흡수되는 걸 방해하고 대변으로 배출해 콜레스테롤 수치를 낮춰요. 둘째, 소장에서 담즙산이 재흡수되는 걸 방해하고 콜레스테롤 사용량을 늘려 콜레스테롤 수치를 낮춰요. 담즙산은 지방 소화를 돕는 성분으로서 콜레스테롤을 원료로 간에서 합성돼요. 담즙산은 대부분 재흡수되는데, 소장에서 담즙산 재흡수를 방해하면 그만큼 담즙산이 재생산되는 과정에서 콜레스테롤 사용량이 증가해, 콜레스테롤 수치 개선에 도움 될 수 있습니다. 셋째, 콜레스테롤 합성에 중요한 역할을 하는 에이치엠지코에이HMG-CoA 환원 효소의 작용을 막거나, 양을 조절해 콜레스테롤 합성을 방해해요.

키토산이나 식이섬유, 레시틴 등은 주로 첫 번째와 두 번째 방식으로 작용하고, 감마리놀렌산이나 폴리코사놀-사탕수수 왁스알코올, 홍국은 세 번째 방식으로 작용해요. 홍국은 쌀을 발효시켜 만든 누룩이에요. 핵심 성분 구조가 콜레스테롤 약과 동일해 약의 효과를 높이거나 방해할 수 있으므로 주의가 필요해요.

과민성 방광
Overactive Bladder

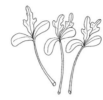

#호박씨
#대두

과민성 방광은 소변을 보관하는 방광이 예민해져 나타나는 다양한 증상을 말합니다. 특별한 원인 질환은 없어요. 갑자기 요의를 느끼는 절박뇨, 소변을 자주 보는 빈뇨, 밤에 자다가 일어나 소변을 보는 야간뇨 증상이 나타나요. 소변이 마려우면 참지 못하고 지리는 절박성 요실금 증상이 있다면 전문적 치료가 필요하지만, 빈뇨나 야간뇨 때문이라면 영양 보충제가 도움 될 수 있습니다.

노화로 약해진 방광의 배뇨 기능 개선 영양소

국내에서 방광의 배뇨 기능 개선에 도움 되는 기능성 원료는 딱 한 종류예요. 이 원료는 해외에서도 판매되고 있는데요. 원료명은 화장실을 가는 횟수를 줄인다는 의미를 담아 영문으로

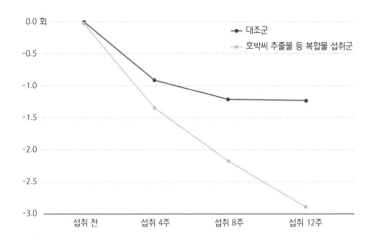

호박씨 추출물 등 복합물 섭취 후 일평균 배뇨 횟수 변화*

'고레스GO LESS'라 하고, 국내에서는 '호박씨 추출물 등 복합물'로 표시해요. 이 원료는 호박씨 추출물과 대두 추출물이 함유돼 있어요. 호박씨 추출물은 남성의 전립선비대증을 비롯한 비뇨기 건강 관리에 쓰이고, 대두 추출물은 여성의 갱년기 건강 관리에 사용돼요. 호박씨 추출물 등 복합물은 과민성 방광이 남녀 모두에게 발생하는 점을 고려해 두 원료를 섞어서 개발한 원료입

---

* Bongseok Shim et al., "A randomized double-blind placebo-controlled clinical trial of a product containing pumpkin seed extract and soy germ extract to improve overactive bladder-related voiding dysfunction and quality of life," *Journal of Functional Foods*, Volume 8(2014) : 111-117.

니다.

호박씨 추출물과 대두 추출물은 노화로 약해진 방광 주변 근육과 요도 조직 회복에 도움을 주어 방광의 배뇨 기능을 개선해요. 약처럼 효과가 빠르진 않지만, 꾸준히 섭취하면 증상 완화에 도움 될 수 있어요. 인체적용시험 결과를 보면 섭취 1개월 차부터 하루 평균 배뇨 횟수와 야간뇨, 절박뇨 횟수가 조금씩 감소해요. 인체적용시험은 총 3개월간 진행됐는데, 3개월에 가까워질수록 증상 발생 횟수가 더 많이 감소하는 것으로 나타났습니다. 원료 특성상 증상이 완화되면 섭취량을 줄이는 것도 가능해요.

골반 근육 운동과 방광 훈련 등도 병행

자궁근종 등 여성 호르몬에 예민한 질환을 앓고 있는 경우 반드시 전문가와 상의 후 섭취 여부를 결정해야 합니다. 콩에 풍부한 이소플라본은 여성 호르몬 에스트로겐과 유사한 기능을 하는 콩 단백질의 하나예요. 갱년기에 감소하는 여성 호르몬을 보완하는 역할을 하지만, 드물게 자궁이나 유방 조직에 영향을 줄 수도 있어요.

만일 증상이 심하거나 1개월간 영양 보충제를 섭취해도 특별한 변화가 없다면 전문가 상담이 필요해요. 과민성 방광은 치료하지 않고 방치하면 수면의 질을 떨어뜨려 만성적인 수면 부족과 함께 업무 능력 저하 등이 생길 수 있어요. 수치심, 당혹감으로 사회 활동에 불편을 초래할 뿐 아니라 삶의 질이 저하될 수 있어요. 과민성 방광을 앓고 있다면 조기 진단을 통해 적극적으로 치료하는 게 좋습니다.

과민성 방광 치료는 약물 외에 골반 근육 운동과 방광 훈련 등의 행동적 치료도 병행하는 게 좋아요. 영양 보충제만으로 만족할 만한 결과를 얻지 못했다면 이런 행동적 치료를 병행해야 합니다. 평소 커피를 많이 마셨다면 섭취량을 줄이는 것도 필요해요. 커피에 함유된 카페인은 이뇨 작용으로 소변 횟수를 늘릴 뿐 아니라 방광을 흥분시켜 증상이 악화할 수 있어요. 녹차나 홍차와 같은 카페인이 들어있는 음료도 같은 효과를 낼 수 있습니다.

셀레늄과 암 치료

Selenium and Cancer Treatment

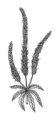

#셀레늄

셀레늄은 체내에서 다양한 기능을 하는 미네랄입니다. 특히 갑상샘 기능과 항산화 작용에 중요한 역할을 해요. 최근에는 암 환자의 항암 치료 중 건강 관리 목적으로도 활용되고 있어요. 셀레늄은 음식을 통해서도 얻을 수 있고, 미량 미네랄이므로 무조건 많이 먹는 것은 좋지 않아요. 오히려 항산화 시스템의 생리적 균형을 방해할 수 있어 적정 섭취량을 지키는 게 좋습니다.

셀레늄과 글루타치온

셀레늄은 갑상샘을 포함해 거의 모든 조직에 존재하는 항산화 물질 글루타치온의 항산화 기능에 필요해요. 항산화 물질은 활성산소를 통해 산화돼 세포가 손상되는 걸 막아요. 항산화 기능을 하려면 '환원형(산화되기 전 상태)' 글루타치온이 '산화형(산화된 후 상태)'으로 바뀌고, '산화형'이 다시 '환원형'으로 전환되는 체내 반응이 원활하게 이뤄져야 해요. 이때 글루타치온이 산화되면서 세포를 보호하려면 반드시 셀레늄이 포함된 '글루타치온 과산화효소'가 있어야 해요.

참고로 항산화 기능을 하는 '환원형'으로 전환되려면 비타민 B_2(리보플래빈)의 도움이 필요해요. 셀레늄이 결핍되면 글루타치온이 산화형으로 원활하게 전환되지 않아 갑상샘을 제대로 보호할 수 없어요. 셀레늄이 갑상샘 질환을 치료하는 호르몬제 역할을 대신할 순 없어요. 갑상샘 질환 진단을 받았다면 우선 치료약을 잘 챙기면서 약효를 방해하지 않는 수준에서 하루 200μg 정도의 셀레늄을 섭취하는 게 안전합니다.

셀레늄과 암 환자 건강 관리

앞서 설명한 것처럼 셀레늄은 글루타치온의 항산화 기능에 필수적인 영양소예요. 셀레늄의 항산화 기능이 암 예방에도 도움될 수 있다는 기대감을 품고 다수의 연구가 이뤄졌습니다. 안타깝게도 연구마다 결과가 다르고, 일부 연구에서는 셀레늄이 결핍되지 않은 사람이 셀레늄을 보충하면 특정 암 발병률이 높아진다는 결과도 나왔어요. 이런 이유로 최근에는 암 예방보다 암 환자 회복을 돕기 위한 목적으로 셀레늄을 활용하는 추세예요.

다수의 암 환자에게서 항암제를 투여하면 셀레늄 결핍 증상이 관찰되고 있어요. 셀레늄이 결핍되면 항산화 시스템 장애로 체내 방어 기능이 제대로 작동하지 않아 염증이 생기거나 면역력 저하로 치료가 힘들거나 회복이 느려질 수 있어요. 이런 이유로 암 환자는 셀레늄 결핍을 막기 위해 치료 초기부터 셀레늄 보충제를 활용하기도 합니다. 다만 모든 암 환자에게 필수적인 건 아니므로 항암 치료 중에 셀레늄 섭취에 관심 있다면 의사와 상의하는 게 좋아요. 항암 치료 후 건강 관리 목적으로 활용한다면 하루 100~400μg을 섭취하면 안전합니다.

장기간 상한섭취량 이상 먹으면 셀레노시스 위험

〈2020 한국인 영양소 섭취 기준〉에 따르면 19세 이상 성인의 셀레늄 하루 상한섭취량은 400μg입니다. 장기간 상한섭취량 이상의 셀레늄을 섭취하면 셀레늄중독증(셀레노시스)에 걸릴 수 있어요. 셀레늄중독증에 걸리면 머리카락이 빠지고 손발톱이 부서지며 말초 신경 장애 증상이 나타나요.

셀레늄은 한꺼번에 많은 양을 섭취하면 급성 독성을 경험할 수 있습니다. 급성 독성에 걸리면 숨을 쉴 때 마늘 냄새가 나거나 구토 또는 침 분비가 증가하는 게 특징이에요. 이런 증상이 나타나면 곧바로 셀레늄 섭취량을 줄여야 해요. 셀레늄은 장기간 섭취 목적이라면 꼭 상한섭취량 이하로 먹는 게 안전해요. 두 가지 이상의 영양 보충제를 먹고 있는데 셀레늄이 포함돼 있다면 총함량이 400μg을 넘지 않도록 주의해야 합니다.

기억력 감퇴

Hypomnesis

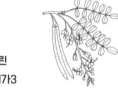

#포스파티딜세린
#은행잎 #오메가3

시장 본 후 집에 가려는데 갑자기 어느 방향으로 가야 할지 고민되는 상황에 처한다면 어떻게 될까요? 단순 건망증인지, 나이 들면서 뇌 기능이 떨어진 건지, 치매가 시작된 건지 알 수 없어 머리가 복잡해질 거예요. 나이 들면 뇌세포가 줄어들면서 뇌의 신경 세포 소통은 물론 다른 신경 세포로 메시지를 보내는 데 필요한 화학물질 생성 능력도 약해져요. 그렇다고 모든 건망증이 노화 때문인 건 아니에요. 누적된 피로나 불안한 감정 등도 영향을 줄 수 있어요. 단순 건망증과 치료가 필요한 건망증은 어떻게 구분할까요?

기억이 가물가물··· 치매일까 건망증일까

건망증은 어떤 사건이나 사실을 기억하는 속도가 느려지거

배부른 영양 결핍자

나 일시적으로 기억하지 못하는 증상이에요. 일반적으로 힌트를 주거나 곰곰이 생각하면 기억하지 못한 일이 떠오르기도 해요. 이런 증상은 특별히 질환으로 여기지 않습니다. 건망증 관리에는 기억력이나 인지력 개선을 돕는 영양 보충제가 효과가 있어요. 하지만 힌트를 줘도 기억하지 못하거나, 기억력 감퇴 이외에 인지 기능 장애도 있다면 경도 인지 장애일 수 있습니다.

경도 인지 장애는 임상 검사에서 확인될 만큼 동일한 연령 대비 인지 기능 저하가 뚜렷하게 나타나요. 주로 기억력 감퇴 증상이 나타나는데, 이로 인해 일상생활을 유지하는 데 불편함을 느끼는 사람도 있습니다. 이런 사람들은 아직 치매는 아니지만, 치료하지 않으면 치매로 발전할 가능성이 높아요. 건강한 노인은 매년 1~2%만이 치매로 발전하지만, 경도 인지 장애가 있는 노인은 매년 10~15%가 치매로 발전해요. 경도 인지 장애는 단순 건망증과는 달리 시간이 지날수록 일상적인 활동을 수행하는 능력이 떨어져요. 만일 기억력 감퇴 증상이 일상생활을 유지하는 데 영향을 주기 시작했다면 경도 인지 장애 검사를 받고 적절한 관리법을 고민해야 합니다.

포스파티딜세린, 은행잎 추출물 인지력 개선에 도움

포스파티딜세린은 뇌 세포막의 주성분이에요. 특히 뇌의 신경 세포막에 풍부한 성분으로서 노화로 저하된 인지력 개선에 도움을 줄 수 있어요. 인체적용시험 결과를 보면 12주간 포스파티딜세린을 섭취한 후 학습 인지력과 이름-얼굴 연계 인식 능력, 안면 인식 능력이 개선된 것으로 나타났습니다.

기억력 저하가 아니라 단순 건망증이라면 오메가3나 은행잎 추출물이 도움 될 수 있어요. 은행잎 추출물은 건망증을 자주 호소하는 53~61세 여성을 대상으로 기억력 개선 기능성을 연구했어요. 일주일간 하루 120mg씩 은행잎 추출물을 먹은 결과, 패턴 기억력과 작업 기억력이 먹지 않은 그룹과 비교해 의미 있게 개선됐습니다. 오메가3의 경우 EPA와 DHA의 합계로서 하루 900mg 이상 섭취해야 기억력 개선 효과가 있어요. 오메가3는 1일 최소 섭취량이 500mg이므로 기억력 개선을 원한다면 900mg 이상 함유된 보충제를 구입해야 해요.

영양 보충제를 끊어야 하는 세 가지 신호

일반적으로 영양 보충제는 건강 증진과 영양 결핍 해소를 목적으로 섭취해요. 보충제를 제대로 섭취했다면 불편 증상이 사라지고 건강도 개선되어야 하죠. 그런데 막연히 '먹으면 좋아지겠지…'라는 마음으로 계속 먹다가 보충제의 부작용을 제대로 인지하지 못하는 경우가 많아요. 영양 보충제 부작용은 대개 섭취를 중단하면 별다른 후유증 없이 사라지지만, 부작용을 무시한 채 장기간 섭취하면 건강을 해칠 수 있어요. 영양 보충제를 끊어야 하는 위험 신호에는 무엇이 있을까요?

비타민B군 영양 보충제 섭취 후 소화 불량, 속쓰림

- 공복에 섭취했을 때 속쓰림, 소화 불량, 트림 등의 증상이 나타났다면 식후에 섭취해보세요. 이때 너무 차갑지 않은 상온의 물을 충분히 마시는 게 좋아요.
- 식후에 섭취해도 이런 증상이 해소되지 않는다면 비타민B군의 함량이 낮은 제품으로 변경해보세요.
- 만일 비타민 특유의 냄새 때문에 위장 장애 증상이 나타났다면 코팅이 강화된 일반의약품 비타민B군 영양 보충제로 바꾸는 것도 고려할 수 있어요.

아연 섭취 후 구역질, 구토

• 〈2020 한국인 영양소 섭취 기준〉에서 설정한 성인의 아연 상한섭취량은 하루 35mg이에요. 아연은 상한섭취량 이상을 섭취하면 메스꺼움, 구토, 구역질 등 위장 장애 증상이 나타나기 쉬워요.

• 만일 영양 보충제 섭취 후 구토, 메스꺼움, 구역질 때문에 괴롭다면 함량을 낮추거나 아예 아연이 함유되지 않은 영양 보충제 섭취를 권해요.

프로바이오틱스 섭취 후 설사, 복부 팽만감

• 프로바이오틱스는 장내 환경 변화에 직접 영향을 주는 영양소인 만큼, 섭취 후 일주일 이내에는 대변 모양이나 배변 횟수, 가스 배출량 등에서 변화가 나타날 수 있어요. 설사, 복부 팽만감 등의 증상이 심하지 않다면 일주일은 지켜보는 게 좋지만, 증상이 심하다면 곧바로 섭취를 중단하세요.

• 일주일이 지났음에도 증상이 계속된다면 섭취를 중단하는 게 좋아요. 사람마다 생활 습관이 달라서 특정 제품을 섭취한 후 반응 또한 다를 수 있어요. 불편 증상이 일반적인 장내 세균 변화의 영향으로 판단하는 일주일 이상 지속된다면 제품을 바꾸거나 섭취량을 조절해야 합니다.

영양 보충제는 음식에서 부족하게 얻는 영양소를 보충할 목적으로 섭취합니다. 모든 영양소 섭취의 우선순위는 일반 음식이에요. 그러나 특정 영양소가 풍부한 음식은 제한적이죠. 편식이 심하거나 잦은 경증 질환으로 영양소 소모량이 많다면 영양 보충제를 활용하는 게 도움 돼요. 다만 오메가3, 단백질, 칼슘은 다음과 같은 식품을 자주 섭취한다면 따로 영양 보충제를 섭취하지 않아도 괜찮습니다.

오메가3 음식으로 섭취하기*

- 건강기능식품 기준과 규격에서 정한 EPA와 DHA 하루 최대 섭취량은 2,000mg이에요. 일주일에 두세 번 생선을 먹는다면 오메가3 보충제를 먹지 않아도 괜찮아요.
- 성인이 한 끼 식사로 섭취하는 양인 고등어구이 100g에는 EPA 1,070mg, DHA 2,930mg이 들어있어요. 고등어구이 1회 섭취 시 EPA와 DHA를 합쳐 최소 4,000mg의 오메가3를

---

* 이하 내용은 식품의약품안전처 식품 영양 성분 데이터베이스를 참고했습니다.

얻을 수 있어요.

- 그 외 삼치구이는 100g당 EPA 700mg과 DHA 1,090mg, 굴 비구이는 70g당 EPA 350mg과 DHA 800mg, 갈치구이는 200g당 EPA 420mg과 DHA 1,390mg이 들어있어요.

칼슘 음식으로 섭취하기

- 일반 흰 우유 200ml에는 칼슘 200mg이 들어있어요.
- 칼슘 강화 우유는 제품마다 다르지만 200ml에 최소 300mg 의 칼슘이 들어있어요.
- 추어탕 350g에는 473.83mg의 칼슘이 들어있어요.
- 쾌변 요구르트 1병에는 180mg의 칼슘이 들어있어요.

단백질 음식으로 섭취하기

- 65세 이상 성인의 단백질 하루 권장섭취량은 남성 60g, 여 성 50g이에요. 하루 세끼로 나누면 한 끼에 20g의 단백질을 섭취해야 해요.
- 단백질 20g을 얻으려면 소고기 등심구이 100g, 돼지고기 목 살구이 80g, 닭가슴살구이 60g, 고등어구이 80g, 두부 200g, 그리고 달걀부침 2개를 섭취해야 해요.
- 그 외에 돼지갈비 구이 200g을 섭취하면 약 50g, 삼겹살 구 이 200g을 섭취하면 약 45g의 단백질을 얻을 수 있어요. 돼 지 목심 200g을 먹으면 단백질 약 50g, 지방은 삼겹살의 절

반 이하로 섭취할 수 있어요.

- 닭가슴살은 100g당 35.47g, 고등어구이는 200g당 47.65g, 삼치구이는 200g당 42.83g, 코다리조림은 1회 섭취량 기준 32.92g의 단백질을 얻을 수 있어요.

참고문헌

질병관리청 국가건강정보포털 health.kdca.go.kr

서울대학교병원 N의학정보 snuh.org/health/nMedInfo/nList.do

삼성서울병원 건강정보, 영양정보 samsunghospital.com/home/healthInfo/main.do

식품의약품안전처 식품안전나라 foodsafetykorea.go.kr

식품의약품안전처 기능성 평가 가이드라인 https://url.kr/m9xflz

프로바이오틱스와 프리바이오틱스 국제과학협회(ISAPP) isappscience.org

영양보충제 사전 이그재민 examine.com

보건복지부 지음, 『2020 한국인 영양소 섭취 기준』, 2020.

약학정보원 지음, 『일반의약품 완벽 가이드 1, 2』, 약사공론, 2021.

곽재욱 지음, 『영양치료학(제3판)』, 신일북스, 2016.

기울리아 앤더스 지음, 배명자 옮김, 『매력적인 장 여행』, 와이즈베리, 2014.

김갑성 외 지음, 『일차 진료 아카데미 영양제 처방 가이드』, 엠디월드, 2019.

김길춘 지음, 『질환별로 본 건강기능식품학』, 약업신문, 2016.

김정환 지음, 『약 사용설명서』, 지식채널, 2012.

김태균 지음, 『닥터딩요의 백년건강』, 21세기북스, 2021.

김태훈 외 지음, 『만들어진 질병』, 블루페가수스, 2018.

니키 이치로 지음, 장재희 감수, 『약리학 산책』, 군자출판사, 2014.

대한폐경학회 엮음, 『폐경 여성을 위한 지침서 폐경기 건강(제6판)』, 군자출판사, 2021.

마이클 홀릭 지음, 비타민D정보센터 옮김, 『건강 솔루션 비타민D』, 푸른솔, 2014.

명승권 지음, 『비타민제 먼저 끊으셔야겠습니다』, 왕의서재, 2015.

박한슬 지음, 『오늘도 약을 먹었습니다』, 북트리거, 2020.

앨러나 콜렌 지음, 조은영 옮김, 『10퍼센트 인간』, 시공사, 2016.

이지현 지음, 『내 약 사용설명서』, 세상풍경, 2016.

이진호 외 지음, 『슈퍼 미네랄 요오드』, 느낌이있는책, 2015.

장무현 지음, 『당신은 영양제를 잘못 고르고 있습니다』, 영진닷컴, 2022.

정담 편집부 지음, 『SIM 통합내과학 소화기 6』, 정담, 2015.

정비환 지음, 『영양제 119』, 부키, 2011.

정재훈 지음, 『음식에 그런 정답은 없다』, 동아시아, 2021.

조홍근 지음, 『내 몸 건강 설명서』, 북투데이, 2016.

한국약학교육협의회 예방약학분과회 지음, 『기능별로 본 건강기능식품학(제4판)』, 신일북스, 2017.

배부른 영양 결핍자

과잉과 결핍 사이 몸 지키는 영양의 비밀

1판 1쇄 펴냄 2023년 7월 21일

지은이 노윤정
펴낸이 송상미
편집 박혜영 송은주
디자인 송윤형 김경진
종이 월드페이퍼㈜
인쇄·제본 정민문화사

펴낸곳 머스트리드북
출판등록 2019년 10월 7일 제2019-000272호
주소 (03925) 서울시 마포구 월드컵북로 400, 5층 11호(상암동, 서울경제진흥원)
전화 070-8830-9821
팩스 070-4275-0359
메일 mustreadbooks@naver.com

ISBN 979-11-93228-00-5 03510